正气存内

外感病的中医防治与康养

王春勇　李云虎　著

中国科学技术出版社

·北京·

图书在版编目（CIP）数据

正气存内：外感病的中医防治与康养 / 王春勇，李云虎著.
—北京：中国科学技术出版社，2024.6
ISBN 978-7-5236-0477-9

Ⅰ. ①正… Ⅱ. ①王… ②李… Ⅲ. ①外感病－中医疗法
Ⅳ. ① R264

中国国家版本馆 CIP 数据核字（2024）第 041577 号

策划编辑	宗俊琳　王　微
责任编辑	孙　超
文字编辑	李琳珂　靳　羽
装帧设计	华图文轩
责任印制	徐　飞

出　　版	中国科学技术出版社
发　　行	中国科学技术出版社有限公司
地　　址	北京市海淀区中关村南大街 16 号
邮　　编	100081
发行电话	010–62173865
传　　真	010–62173081
网　　址	http://www.cspbooks.com.cn

开　　本	787mm×1092mm　1/32
字　　数	85 千字
印　　张	7.5
版　　次	2024 年 6 月第 1 版
印　　次	2024 年 6 月第 1 次印刷
印　　刷	北京盛通印刷股份有限公司
书　　号	ISBN 978–7–5236–0477–9/ R·3185
定　　价	58.00 元

《素问·刺法论》曰："正气存内，邪不可干。"当季节变化，病毒肆虐，外感病来袭，应根据当前的气候特点，规避不利因素，培育正气。而卫气是正气的一种，是指分布在人体表面，温暖身体，充养皮肤，坚固肌表之气。卫气，如同国家的卫兵，防御外邪，整理内勤，可以充盈、温暖人体。卫气对于外感病的预防至关重要。卫气内存于身，才能更好地预防疾病和修复身体。生活离不开天地、自然，也离不开社会人事。人情世故对我们的脏腑气血也有着巨大的影响。

作者将日常工作中有关外感病的医疗实录

娓娓道来，探究真实病案背后四季变化、日常防护、社会人事、情绪变化与外感病的关系，提醒我们重视固护卫气，管理不良情绪，珍惜自身健康。书中引经据典，触类旁通，从理论、诊治、预防、用药、康复等切入点，谈外感病的四季养生与康复之要，可为广大读者居家养生、诊病疗病提供参考。

序

作为中医疫病学领域的从业者，我看到这本书稿，倍感欣慰，深受感动！本书见证了在百年未遇的疫情期间，春勇医生作为临床一线大夫，传承中医经典，勇于探索实践，彰显专业担当。

本书引经据典，理论阐述深刻，临床治疗措施实用，是一部颇具学术价值的外感病康养防治学术著作，对未来中医药防治外感病具有借鉴作用。字里行间，生动诠释了仲景古训"留神医药，精求方术，上以疗君亲之疾，下以救贫贱之厄，中以保身长全"。

中医学是一门集科学性、人文性、实践性的生命医学，是护佑中华民族身心健康的宝贵财富，也是打开中国传统文化宝库的钥匙，更是世界健康文明的重要组成部分。作为中医学子，在日常工作中，不忘典籍，勤于实践，服务大众，才能为中医药事业传承创新，为健康中国、民族复兴做出应有贡献。从书中，我深刻感受到中医人的自信与仁心、温暖与专注、学识与敬业。

本书内容详细丰富，语言通俗易懂，集专业性与科普性于一体，不仅值得广大医学从业人员参考，还可以指导大众居家养生、防病、促进健康。

在临床实践中，我也深切体会到在外感病预防治疗康复过程中，中医药发挥了重要作用。由衷祝贺春勇医生所获的突出成就！为之作序，一望后学继续勇于实践，二望中医人主动作为，只有这样，中医药事业才会取得更多成果。

北京中医药大学　谷晓红教授

前言

回顾 COVID-19 大流行期间，广大群众积极响应政府号召，戴口罩，严防护，少聚集，勤消毒，接种疫苗……病毒，真的有那么厉害吗？还是我们的防护做得有漏洞？

笔者从 2022 年 11 月 30 日零星接诊新型冠状病毒感染发热的患者，到 2022 年 12 月大量接诊此类患者，到 2023 年 1 月陆续接诊新型冠状病毒感染后期的患者，到 2023 年 3 月的甲型流感，再到 2023 年 5 月、6 月的"二次感染""三次感染"，积累了第一手防治、调养外感病的有效经验，结合自身体验与中医经典论述，跟大家分享。

在 2022 年冬季第一波新型冠状病毒感染期间，作为没有倒下的临床一线医务工作者，我个人认为做得最重要、最有效的一件防护措施，就是防寒保暖，包括吃热饭、穿暖衣、避寒风。正是因为我自身的"正气"没有被"寒邪"所伤，自己的"卫气"始终能正常发挥防御、保护身体的作用，如同 24 小时穿着自带防护服。这是我没有倒下的重要原因之一。

在 2023 年夏季第二波新型冠状病毒感染期间，6 月 2 日我被首次感染。回顾染病的经过，身体过度疲劳是重要原因，没有规避寒邪是重要诱因。那天上午，我在医院门诊接诊了 27 名患者，紧张且忙碌。中午开车 50 分钟去南城看望老朋友，一起吃饭、聊天，并为之实施中医治疗直至下午 4 点，之后开车 1 小时回请朋友一起吃饭，咨询孩子学习相关事宜，稍微喝了点白酒。晚上到家快 9 点了，感觉有些疲劳。突然另一个好友眩晕发病,电话求助。还好,朋友住得比较近,于是我又骑电动车20多分钟为朋友诊治,结束后已是晚间11点多了,天气有些凉。回到家,疲惫的我倒头就睡,由于忘记关窗户,半夜做梦觉得身体冷,次日晨起就感觉身体不舒服了。中午天气很是晴朗,太阳直射,室外温度30℃左右,我依然感觉寒冷,找人艾灸了大椎穴,感觉怕冷缓解了一些,但是身体仍无汗,喜欢穿厚衣,盖暖被,口不干,不渴,咽不痛,体温38.8℃,知道自己受了"风寒",于是煎服祛风散寒的"麻黄汤"1剂,卧床休息,身体缓缓汗出,中间仅喝了热粥补充体能,没有吃其他东西,晚上稍好些,体温38℃。第二天一早,新型冠状病毒抗原检测阳性,体温恢复正常,怕冷改善,身体有些乏力,汗出,没有咳嗽,稍有鼻塞,基本痊愈,没有服药,上午还参加了一个学术交流会。第三天新型冠状病毒抗原检测弱阳性，体力基本恢复正常，身体微有虚弱汗出，继续避风寒，清淡饮食。第四天新型冠状病毒抗原检测阴性，身体整体恢复正常。

《灵枢·百病始生》曰："风雨寒热，不得虚，邪不能独伤人。卒然逢疾风暴雨而不病者，盖无虚，故邪不能独伤人。"古人讲得很明白，一个人生病的关键不在于外在的病邪多么厉害，而是自身的免疫力有没有漏洞。身体正气足，没有虚弱的地方，即使遭遇了极端气候，也不一定会生病。这也是在严重的流行病背景下，总有一些人未被感染的原因。有些人即使被感染，也能快速修复自身免疫力，使身体迅速恢复平衡，自身的正气发挥了关键作用。

笔者的小儿子只有4岁，我没有给他服用任何额外预防及治疗的药物，日常也没有做特殊杀毒消菌。在我的大儿子感染新型冠状病毒期间，兄弟俩依然在一桌吃饭，弟弟也始终未被感染。我想有三个原因，一是我们给孩子保暖防寒做得好，二是作为家长没有紧张情绪，三是孩子没有对疾病产生恐慌。他不懂病毒，我们平时在家中也不讲病毒相关的事情。所以，他没有被干扰，免疫力正常发挥作用，也就没有被感染。后来朋友聚会时发现，好多这个年龄的孩子，由于没有精神负担，保存着天真之气，免疫力完好，始终没有被感染。

明白这个道理，我们就应该知道，流行病期间个人防护的工作重点，不仅要抗疫防疫，更要提高免疫力。毕竟我们个人才是自身健康的第一责任人。因此，保持并提高自身免疫力，发病后让自己的身体快速修复，才能以不变之身体，来应对未来多变之气候和病毒。

回顾历史，学习经典，是为了总结经验教训，使我们更好地应对未来不确定的各种大流行病。为了帮助更多读者提高自身免疫力，减少自身免疫力消耗，对抗未来不可知的各种病毒、细菌，我和大家一起来重温传统中医学的健康智慧吧！

王春勇

目录

外感疾病，中医视角

004　风寒邪气，疫病之始

008　四时不节，即生大疫

013　邪正较量，探寻病因

019　正气不足，虚而发病

023　卫气抵御，防病关键

030　身体无虚，邪不能伤

辨证论治，审症求因

036　识病知因，快速辨别

038　审症求因，火眼金睛

040 探求经典，寻找答案

042 对证处方，疗效卓著

047 众志成城，沉浸体验

049 麻黄汤方，发挥效力

079 伤寒杂病，中医宝典

082 古方今用，效力堪夸

085 辨证论治，证变方移

090 疫病症状，中医解读

095 傍晚深夜，发热严重

097 肢体疼痛，不荣则痛

098 身体高热，感觉怕冷

100 剧烈咽痛，寒邪凝滞

103 长咳不止，毛先受邪

105 外感伤寒，呕不能食

108 主动出击，处理变症

144 辨别寒热，合理选药

147　风寒风热，如何辨别

156　选中成药，对症为先

卫气避风，君子免疫

174　天生天杀，道之理也

178　避风如箭，邪不能害

182　君子周密，卫气防寒

187　动静养阳，劳逸平衡

189　久卧伤气，久坐伤肉

191　体虚发热，饮食有节

196　化痰排痰，保护气道

197　清淡饮食，少生痰饮

202　运动按摩，化痰祛饮

204　神气充足，邪气难犯

205　心地清静，正气自足

208　精神内守，病安从来

210　勇者气行，怯者为病

215　起居有常，顺应自然

219　户外活动，固密皮肤

外感疾病，中医视角

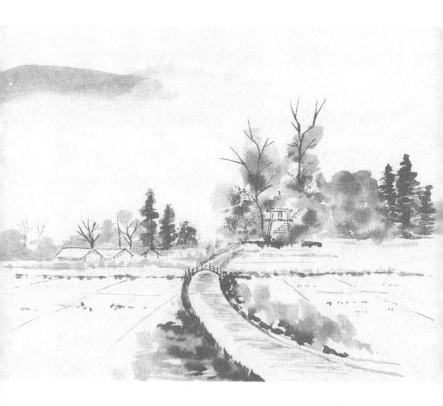

人和自然，息息相关，紧密联系。一代代人经历亿万年点点滴滴进化，造就了人类非凡的适应能力。人类适应多变的天文、适应不同的地理、适应细菌、适应病毒、适应微生物，最终适者生存，留存下来了人类，他们在健康状态时具备顺应和适应自然变化的良好能力。《素问·宝命全形论》曰："人以天地之气生，四时之法成。"当人体内在生理功能失调，或者自然界的变化超过人体的调整能力，人体的生理功能不再能适应自然界的变化，不能维持正常的生理功能，这时就产生了疾病。《灵枢·百病始生》曰："夫百病之始生也，皆生于风雨寒暑，清湿喜怒。"《素问·本病论》曰："四时不节，即生大疫。"中医学是以天人合一、天人相应的生命健康观认识疾病的，因此中医学诊治疾病，同样聚焦于人和其赖以生存的环境，研究个体在疾病发生时的生存环境、心理状态和生理变化，实施诊断和治疗，同时指导疾病的养生和康复。

中医诊断始终重视应用"审查内外"的临床方法，特别是在这次COVID-19大流行的防治过程中，中医外审患者所处的环境，内审患者的临床表现，运用中医学正邪发病原理，结合当代医学研究成果，快速认识病情。相对于现代医学，中医学尽管对疾病的微观组织结构和微观生物关注甚少，但是不影响中医对疾病的全面认识，反而是通过"审查内外"的整体思维，认识人体正气与邪气在疾病发病过程中的核心作用，使中医具备了应对急性病、流行病的能力，能够快速寻找到有效的防治方法。

中医治疗疾病，同样重视"扶正祛邪"，《黄帝内经》云："正气存内，邪不可干，邪之所凑，其气必虚。"中医学把祛除外邪，培补正气，作为疾病治疗之关键；把规避外邪，保养正气作为疾病康养之关键；把生命活动质量的提高放在了内蓄正气，外避邪气，使身体在社会-心理-生理的多个层面协调发展。

因此，我们应用中医这个独特的视角，来回顾一下肆虐全球的这场大流行病吧！

风寒邪气，疫病之始

中医认识疫病，是通过第一时间采集染病患者的临床表现，来推测患者可能的发病病因。发病之初，尽管病原微生物不能马上明确，但是被感染者会在短时间特定地区内，多数人同时相对集中发病，而且被染病者都有着类似的临床表现。正如《说文解字》所论："疫，民皆病疾也。"《素问·刺法论》云："五疫之至，皆相染易，无问大小，病状相似。"通过被感染者的临床表现，认识疫病，推测病因，制订治疗方案，这是中医学独特的手段。

患者的临床表现是认识疾病的重要线索。2019 年底，湖北省武汉市出现新型冠状病毒感染患者，国家卫生健康委、国家中医药管理局高级专家组成员、中国科学院院士、中国中医科学院广安门医院仝小林团队亲临武汉。通过对武汉市金银潭医院收治确诊病例的实际调查，运用中医四诊，发现多数患者的临床表现，是以寒湿为邪发病的特点。寒湿袭表则出现恶寒发热、周身酸痛之表证；寒湿阻肺则见胸闷、憋气、气短、乏力、干咳少痰等肺失宣肃的临床表现；寒湿碍脾则见脘痞、呕恶、纳差、腹泻、大便黏腻不爽等运化失司的临床表现。患者舌质淡胖、有齿痕，苔多白而厚腻，或腐，或虽有黄苔，但细察舌体发暗，呈青紫色，脉滑或濡，这些症状和体征都提示，患者感受了寒湿之邪。

武汉市金银潭医院陈南山等也对99例新型冠状病毒感染患者临床表现进行研究，结果显示：发热81例，咳嗽81例，气短31例，肌肉痛11例，意识模糊9例，头痛8例，咽痛5例，流鼻涕4例，胸痛2例，腹泻2例，恶心呕吐1例。患者的首发症状特点分为两大类，一是以发热、干咳、乏力、肌肉酸痛、胸闷，逐渐出现呼吸困难等为主要临床表现；二是以恶心、胃脘不适、腹胀、便溏等为主要临床表现。中医辨证提示病位在肺卫及脾胃。

2022年12月的COVID-19大流行期间，我们在北京通过中医四诊所诊治到的初次发病患者，多数具备以下临床特点：患者突然发病，感觉身体寒冷，以后背最早出现发冷为多见，严重者感觉寒气侵入骨髓，即使在温暖的房间里，穿厚衣、盖厚被，仍全身感觉怕冷；不同的人，会有身体不同部位的疼痛症状，包括头痛、颈部痛、身体皮肤痛、腰胯关节痛、肌肉痛、四肢骨节痛等；患者体温37.5～40℃不定，皮肤表面摸着热热的，干燥无汗；在初期，患者喉咙一般不痛，口不干，不喜欢喝水；没有咳嗽和喘憋；多数患者没有食欲，不想吃东西。

12月5日以后，有着这一组相似症状的患者越来越多，这些症状同《伤寒论》中麻黄汤所描述的风寒外感病引起的太阳表实证非常相符。方剂学讲麻黄汤八症，即发热、恶寒、头痛、身痛、腰痛、肌肉痛、骨节痛，无汗而喘。这些症状，与2019年底武汉市的发病特点（兼有胃肠道症状的"湿邪"）有所区别。而我们给这类患者服用祛风散寒的中医代表方麻黄汤后，多数患者在6～24小时内体温就能恢复正常，前述身体症状基本消失，3～5天抗原转阴。说明这一波流行病，应用麻黄汤有效，以药测证，回溯病原，也证明了这一波病邪，是以风寒邪气夹杂病毒感染为主要特点。

四时不节，即生大疫

气候因素对流行病的发生与传播有重要影响。《素问·本病论》云："四时不节，即生大疫。"中医学认为，流行病的发生，与气候的异常变化息息相关，病毒的产生和变异，亦会随着气候的变化而变化，特别是一年四季气候变化不规律时。气候因素，对宇宙间万物都有着深刻的影响。《素问·五常政大论》云："气始而生化，气散而有形，气布而蕃育，气终而象变，其致一也……六气五类，有相胜制也，同者盛之，异者衰之，此天地之道，生化之常也。故厥阴司天，毛虫静，羽虫育，介虫不成；在泉，毛虫育，倮虫耗，羽虫不育。"

随着地球运转，斗转星移，人类赖以生存的自然界气候也在发生变化，不同时间，形成不同的气候。《素问·六节藏象论》曰："五日谓之候，三候谓之气（二十四节气），六气谓之时（春夏秋冬），四时谓之岁。"2019年底在湖北省武汉市，气象统计资料（数据来源于https://www.weatherol.cn）显示武汉地区2020年1月降雨量是过去20年同期平均降雨量的4.6倍，阴雨天气持续了16天，仝小林团队实地考察当地的气候特点，分析是连绵不断的低温阴雨天气加重了武汉的寒湿之气，人居其中，也受其害。病发于冬季，正值数九寒天的"一九"（2019年12月22日至2019年12月

30 日）前后，天气又冷又潮，寒湿之邪显而易见，成为特殊的致病气候。

根据患者的证候特点，结合气候特点，专家达成共识，认为新型冠状病毒感染当属中医寒湿疫，寒湿过盛化为六淫，恰逢时行戾气，病毒加寒湿的气候，二者合而为患，侵害人体，疫病乃起。寒湿是从中医病因层次对新型冠状病毒感染所做的定性判断，一是感染患者发病临床表现多为明显的寒湿之象，二是此次发病时的气候特点以寒湿为主。因此，仝小林院士团队根据在武汉当地所观察到的临床特征、发病时间及气候特点，提出可从寒湿疫角度论治武汉的感染患者。

考查 2022 年末流行病发病的高峰，根据中国疾病预防控制中心 2023 年 1 月 25 日发布的《全国新型冠状病毒感染疫情情况》数据显示，2022 年 12 月 9 日（大雪节气后第二天）

以来，各省份报告人群核酸检测阳性数及阳性率呈现先增加后降低趋势，阳性人数 2022 年 12 月 22 日（冬至节气）达最高峰（694 万）后逐步下降，2023 年 1 月 23 日降至最低（1.5 万）；检测阳性率 2022 年 12 月 25 日（29.2%）达高峰后逐步下降，2023 年 1 月 23 日降低到 5.5%。2022 年 12 月以来，部分省份建立居民抗原检测信息收集应用程序（APP），居民自愿上传抗原检测结果。全国报告人群新型冠状病毒抗原检测结果显示：各省份报告抗原检测量较低，呈现逐渐减少趋势，从 2022 年 12 月 19 日的最高 189 万下降到 2023 年 1 月 23 日的最低 10.5 万；抗原检测阳性数及阳性率自 2022 年 12 月 9 日快速上升，同核酸检测结果相同，在 2022 年 12 月 22 日达高峰（33.7 万、21.3%）后波动下降，2023 年 1 月 23 日降至最低，分别为 4773 和 4.5%。

全国各省份报告人群核酸检测的阳性人数 2022 年 12 月 22 日达到高峰（694 万）后逐步下降，抗原检测阳性数及阳性率 2022 年 12 月 22 日达到高峰（33.7 万、21.3%）后波动下降。为什么两个高峰都在 12 月 22 日？查看日历发现，这一天正好是二十四节气的冬至。冬至是二十四节气之第二十二个节气，于每年公历 12 月 21 日至 23 日交节。斗指子，太阳黄经达 270°，冬至是太阳直射点南行的极致，这天太阳光直射南回归线，太阳光对北半球最为倾斜，太阳高度角最小，是北半球各地白昼最短、黑夜最长的一天。时至冬至，标志着气候进入寒冷时节，民间由此开始"数九"计算寒天。（民谚有云："夏至三庚入伏，冬至逢壬数九。"）

2022 年 12 月的气候特点：天气寒冷，多西北风，构成了以风寒之气为主导的气候特点。

北京市的气象统计数据分析显示：2022年12月1日至2022年12月31日，北京晴21天，多云9天，沙雾霾1天；平均高温3℃，平均低温-7℃；最高温度（12月8日）9℃，最低温度（12月16日）-12℃；12月的风，以西北风为主。回顾北京2022年1月至2023年1月平均气温趋势图，我们也可见到寒冷是这一波流行病的气候特点。由于雨雪天气不多，气候湿邪特点不显著。

邪正较量，探寻病因

任何疾病的发生，都包括外因和内因。来自外面的病因，中医称为邪气。来自内在的免疫力，中医称为正气。正气旺盛，战胜邪气，则人体不病，或者病后可以快速痊愈。邪气旺盛，正气虚弱，则易发或者加重疾病。"疫"病的发病，因为是多数人集中发病，则突出说明"邪气"的致病能力强，正气相对不足。

病邪一：病原微生物

现代医学从微观层面发现了病原微生物是疾病流行、传播的直接病因。这次 COVID-19 大流行的主角，称为新型冠状病毒。2019 年 12 月武汉暴发不明原因肺炎，我国科研人员短时间内鉴定出病原是一种新型冠状病毒，该病毒可以引起急性呼吸道传染病。2020 年 3 月 11 日，世界卫生组织宣布 COVID-19 为全球大流行病。2022 年 12 月 26 日晚，国家卫健委发布公告，将新型冠状病毒肺炎更名为新型冠状病毒感染。该病传染性强，大多数患者临床特征相似。

病邪二：戾气

在《黄帝内经》中，把严重的致病因素称

为"苛毒"。苛，原意指小草。苛毒，指细微而且峻烈的致病因素，包括现代医学所说的细菌、病毒、原虫等，甚至包括至今尚未发现的致病因素。中国历史上记载了多次流行病的发生。例如，在明朝末年，吴又可经历了崇祯辛巳（1641年）之疫，见证流行病之惨烈："一巷百余家，无一家仅免，一门数十口，无一口仅存者。"吴氏在抗疫中，总结经验，于1642年集平日所用历验方法，撰写了我国第一部专论疫病的著作《温疫论》。在书中提出新的病因"戾气"，又称"杂气"，与现代传染病的病原体特征基本相符。吴氏创立温病学说，并提出"客邪贵乎早逐"观点，为中医治疗疫病积累了第一手资料。

病邪三：异常气候

《素问·本病论》曰："四时不节，即生大疫。"剧烈的异常气候，传统中医称为"大风"。

疫病是由气候中非时之气产生的六淫，包括风、寒、暑、湿、燥、火为主导并且诱发的具有强烈传染性的外感病邪。这种疠气有别于普通的六淫，常常是在自然环境剧烈变化时，侵入人体发病，具有强烈致病性和传染性，容易诱发流行病。《礼记·月令》曰："孟春行夏令，则其民大疫……季春行冬令，则民多疾疫。"《墨子·尚同》曰："若天降寒热不节，雪霜雨露不时，五谷不熟，六畜不遂，疾灾戾疫。"

至于中医典籍，在《黄帝内经》中，多篇内容论述了气候与疫病的关系。《素问·本病论》曰："厥阴不退位，即大风早举，时雨不降，湿令不化，民病温疫，疵废风生，民病皆肢节痛，头目痛，伏热内烦，咽喉干，引饮。"《素问·热论》曰："凡病伤寒而成温者，先夏至日者为病温，后夏至日者为病暑。"《素问·疟论》曰："温疟者，得之冬中于风，寒气藏于骨髓之中，至春则阳气大发，邪气不能自出，因遇大暑，脑髓烁，肌肉消，腠理发泄，或有所用力，邪气与汗皆出，此病藏于肾，其气先从内出之于外也。如是者，阴虚而阳盛，阳盛则热矣，衰则气复反入，入则阳虚，阳虚则寒矣，故先热而后寒，名曰温疟。帝曰：瘅疟何如？岐伯曰：瘅疟者，肺素有热，气盛于身，厥逆上冲，中气实而不外泄，因有所用力，腠理开，风寒舍于皮肤之内，分肉之间而发，发则阳气盛，阳气盛而不衰则病矣。其气不及于阴，故但热而不寒，气内藏于心，而外舍于分肉之间，令人消烁脱肉，故命曰瘅疟。帝曰：善。"医圣张仲景宗族中人所遭遇的流行病，也是源于气候中的寒邪。《伤寒论·序》曰："余宗族素多，向余二百，建安纪年以来，犹未十稔，其死亡者，三分有二，伤寒十居其七。"《诸病源候论·疫疠病诸候》曰："其病与时气、温、热等病相类，皆由一岁之内节气不和，寒暑乖候，或有暴风疾雨，雾露不散，则民多疾疫。"

可见气候正常，则万物化生，人体康健；气候失常，则万物不荣，病邪易侵。2022 年的冬天，寒冷少雨雪的气候条件，体虚易感之人倘若失于防护，腠理不固，感受风寒之气后，就容易受到邪毒疫疠之气的攻击，从而成为疫病流行的潜在隐患。中医学从气候角度认识疾病，丰富并且完善了对流行病的环境认知。

总之，疾病的发病，是异常气候和病原微生物共同作用的结果。《灵枢·五变》曰："夫天之生风者，非以私百姓也，其行公平正直，犯者得之，避者得无殆，非求人而人自犯之。"自然环境产生气候的剧烈变化，打乱了人体稳定的生理平衡，破坏了人体固有的防御功能；同时伴随环境而演绎产生的有着特殊致病力的病原微生物，随着人体防御能力的破坏，成功侵袭人体，进一步打破人体固有的健康状态，使人体外不能适应自然界的环境，内不能维持自身的功能，最终产生疾病。正如《素问·五运行大论》所曰："从其气则和，违其气则病。"意思是，人适应环境变化，就能保持身体安和，违逆环境变化，身体就会发病。

正气不足，虚而发病

疾病，是致病邪气作用于人体，人体正气与之抗争而引起的机体阴阳失调、脏腑组织损伤或生理功能障碍的一个完整的生命过程。在这一过程中，始终存在着损伤、障碍与修复、调节的矛盾斗争，亦即邪正斗争。正气虚弱，邪气干扰了正常的生命活动，导致疾病发生。

正气不足，是发病的必然条件。正气是指

人体的功能活动和抗病能力，是不患病的根本之所在，也就是通常所说的免疫力，包括人体五脏六腑、十二经络之气及营气、卫气等具有抗病、祛邪、调节、修复的能力，是人体保持正常功能的必备条件。中医很重视人体的正气，认为正气的强弱对于疾病的发生起着主导作用。《素问·刺法论》曰："正气存内，邪不可干。"意思是说身体正气充足，外面的病邪就不会干扰人体正常的生命活动。正气不足是导致疾病发病的必然条件。

邪气指的是致病能力、原因、条件等。流行病中的病毒只是诸多致病因素中的一小部分。邪气之所以能够导致人体生病，是因为正气虚弱，抗邪无力，人体的抗病、祛邪、调节、修复的能力不足，扰乱了人体正常的生理功能，外在邪气乘虚而入，疾病因之发生。故《素问·评热病论》曰："邪之所凑，其气必虚。"《灵枢·口问》曰："故邪之所在，皆为不足。"

如果我们将虚弱的人体比作一个没落的国家，如同清朝末年国家沦落，必然是内部清王朝的懦弱，再遭遇外部列强的凶悍，才导致整个国家病入膏肓。核心是清朝政府懦弱无能，乱自内生，政令不畅，军阀割据，导致孱弱的国家防务逐渐崩溃，国家全面沦陷！

临床中，我们遇见许多身体虚弱的患者，即使他们日常起居行动很小心谨慎，穿着饮食亦处处留心，也会因为自身正气虚弱，自我在心理、身体上的稳定性、适应性都差，在季节稍有更替，气候微有变化之时，外面的风吹草动，家中的寒热温凉，都可以成为他们患病的重要诱因。客观上，致病的最直接原因，还是其自身的正气虚弱。

文天祥的《正气歌》

宋朝末年的民族英雄文天祥，被囚在元大都（今北京）狱中3年，面对狱中极其恶劣的环境，保持自身正气。如此，各种邪气都很难侵犯，身体保持健康，因此做《正气歌》，体现了精神对人体浩然正气的巨大力量。录其序，以供读者品评。

附:《正气歌序》

余囚北庭，坐一土室。室广八尺，深可四寻。单扉低小，白间短窄，污下而幽暗。当此夏日，诸气萃然：雨潦四集，浮动床几，时则为水气；涂泥半朝，蒸沤历澜，时则为土气；乍晴暴热，风道四塞，时则为日气；檐阴薪爨，助长炎虐，时则为火气；仓腐寄顿，陈陈逼人，时则为米气；骈肩杂遝，腥臊汗垢，时则为人气；或圊涸、或毁尸、或腐鼠，恶气杂出，时则为秽气。叠是数气，当侵沴，鲜不为厉。而予以孱弱，俯仰其间，於兹二年矣，幸而无恙，是殆有养致然尔。然亦安知所养何哉？孟子曰："吾善养吾浩然之气。"彼气有七，吾气有一，以一敌七，吾何患焉！况浩然者，乃天地之正气也，作正气歌一首。

卫气抵御，防病关键

中医学认为，气是人体生命活动的重要物质。相对于有形的身体，气是无形的，看不到的。但是人的身体的各脏腑、经络、形体、官窍的生理活动，精血、津液的运行、输布和代谢，都是由气推动和调控，维系着人体的生命进程。"人活一口气"，生与死的根本区别，在于人体是否还有气息。根据气分布于人体部

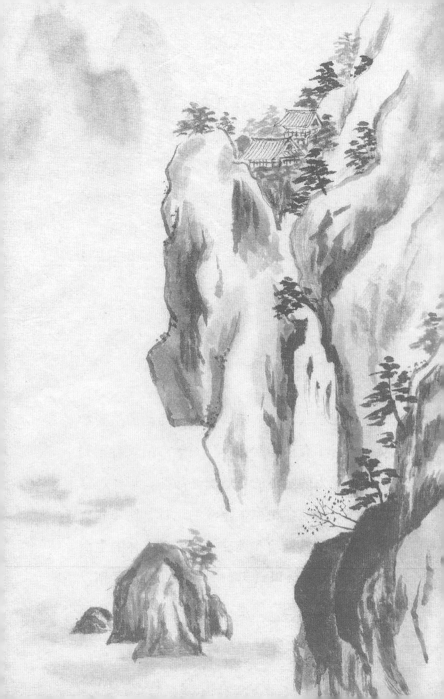

位和功能特点，气有着各自不同的名称。本书重点介绍对流行病防护最重要的一种气——卫气，它和人体免疫最相关，主要分布于人体体表，主要作用是防御外邪入侵。

卫，是防卫、护卫的意思。卫气，顾名思义，就是对人体具有保卫、防御作用的气。因其有护卫人体，避免外邪入侵的作用，故称为卫气。卫气好比一个国家的戍边军队，当有外敌入侵时，戍边军队会第一时间响应，启动防御功能；当人体遭遇外邪时，人体卫气也是第一时间响应，积极防御入侵病邪。

卫气与营气相对应。中医学把行于脉中的气，称为营气，行于脉外的气，称为卫气。营气和现代医学的血液相关，是指行于脉中，具有营养作用的气。卫气因为无形无相，现代医学没有太多认识，也没有相关论述。中医学认为，卫气是由水谷之精化生而成，运行于脉外，不受脉道的约束，外行走于皮肤肌腠，内荣养于胸腹脏腑，进而布散全身。《素问·痹论》曰："卫者，水谷之悍气也。其气慓疾滑利，不能入于脉也。故循皮肤之中，分肉之间，熏于肓膜，散于胸腹。"

在中医学中，卫气的真实存在，是通过其客观的生理功能和病理表现而体现出来的。卫气具有防御外邪、温养全身和调控皮肤汗腺开阖三种重要的生理功能。

第一，卫气有防御外邪入侵的作用。卫气分布于肌表皮肤，起着保卫身体，抵抗外来邪气，使之不能入侵人体的作用。《医旨绪余·宗气营气卫气》曰："卫气者，为言护卫周身……不使外邪侵犯也。"因此，卫气充盛则护卫肌表，不易招致外邪侵袭，卫气虚弱则常常易于感受外邪而发病。这一波容易感受外邪的人，常伴有卫气虚弱。

第二，卫气具有温暖全身的作用。中医学认为，人体内在的五脏六腑、外在的肌肉皮肤，都需要卫气的温养，从而保证其生理活动得以正常进行。卫气足，则能正常温养机体，维持人体体温的相对恒定，人能适应环境，手足温暖，不怕冷。卫气虚亏则温煦人体之力减弱，易致风寒湿等外邪乘虚侵袭肌表，出现寒性病变，常表现为人体怕冷喜暖，喜欢穿暖衣，盖厚被，但手脚冰凉的状态。若卫气在局部运动受阻，郁积不散则可出现外感病的发热，甚至身体高热不退，或者局部皮肤的疖肿。《读医随笔·气血精神论》曰："卫气者，热气也。凡肌肉之所以能温，水谷之所以能化者，卫气之功用也。虚则病寒，实则病热。"

第三，卫气能够调节控制皮肤汗腺的开阖，促使汗液合理的排泄。卫气既具备固摄汗腺，不让汗出过多的作用，又具备输布汗液，调控皮肤湿度和温度的作用，通过汗液排泄，使机体维持相对恒定的温度和湿度，保证机体内外环境之间的协调平衡。《景岳全书·杂证谟·汗证》曰："汗发于阴而出于阳。此其根本则由阴中之营气，而其启闭则由阳中之卫气。"因此，当卫气虚弱时，则调控腠理功能失职，可以出现皮肤发热、干燥无汗、多汗或自汗等病理现象。

在临床中，我们观察到卫气的这三项功能，是相互联系和协调一致的。抵御外邪的入侵与皮肤毛窍的疏密关系非常密切。若皮肤疏松，汗液自出，则人体易于遭受外邪侵犯；而皮肤致密坚固，汗腺分泌有度，则外邪难以入侵。在调节体温方面，卫气的温暖功能也与汗孔的开阖密切相关，只有卫气的温暖作用和汗腺出汗的降温作用保持协调平衡，人体的体温才得以保持正常。若卫气的温暖作用被环境中寒邪所伤，卫气郁于体表，人体就会出现全身怕冷，但是身体体表发热，人的体温就会升高；同时寒邪还伤及人体汗腺，导致人体汗腺固闭，即出现风寒外感的基本症状，发热、恶寒、无汗。若卫气温暖的功能本身太弱，人体阳气不足，则会出现汗腺失于固摄，汗出太多，皮肤寒冷而多汗的营卫失调的病症。《灵枢·本脏》所谓"卫气者，所以温分肉，充皮肤，肥腠理，司开阖者也"，即是对卫气三个功能的概括。

大家需要重点留意卫气的功能，这是认识和理解新型冠状病毒感染患者发病时的症状，以及疾病诊断和治疗的关键。这次COVID-19大流行时期，发病的关键病机在于寒邪伤卫，导致卫气的三项基本功能发生显著改变。

身体无虚，邪不能伤

COVID-19 大流行来得很是凶猛，但我在临床中还是看到了许多没有发病的患者。《灵枢·百病始生》曰："风雨寒热，不得虚，邪不能独伤人。卒然逢疾风暴雨而不病者，盖无虚，故不能独伤人。此必因虚邪之风，与其身形，两虚相得，乃客其形。"意思就是，即使是遭遇剧烈的气候变动，如果人体的免疫力没有漏洞，则人体不会生病。患病的条件，必须是身体内在虚弱，又逢外面不良刺激，二者兼备，缺一不可。即先有内部环境的紊乱，才会丧失人体原有的免疫力，病邪才能得以入侵人体，产生疾病。病毒、细菌及其他微生物，仅仅是在人体内环境紊乱，人体防御功能失常后，才能入侵人体。也就是说，人体免疫力完善，没有漏洞，单纯的病邪，没有能力伤害免疫强大的人。环境不是真空无菌，而是病毒、细菌无数，但总是有未被感染的人。这是人类进化的结果。

我在临床中就遇到过一对老夫妻，印象很深。他们都是70多岁，经历了流行病肆虐，始终没有感染，虽然他们表面看起来并不是很强壮。询问他们没被感染的秘诀，他们讲，每天的生活很规律，在流行病期间也是；并在穿着保暖的前提下，每天都会有户外活动。他们看到周围人都"阳"过了，很是担心自己没有感染是不是自己免疫力有缺陷。我告诉他们，没有感染，正好说明免疫力完备。中医经典就讲过，即便是很严重的传染病，也会有没被感染的人，没有必要担心。你们没有感染是自身抵抗力强，原因一是你们每天规律的生活，保持户外活动很关键，可以强化卫气和皮肤的防寒保暖功能；二是自身物理保暖也很关键，保护了卫气和皮肤没有被破坏。这两点你们都做到了，卫气和皮肤的防御作用完好，所以没有发病。不是每个人必须都要感染，要对自己的免疫力更有信心才对。我还告诉他们，在COVID-19大流行期间，尽管我每日都在门诊接诊患者，不可避免地要接触到感染新型冠状病毒的患者，我目前也还没有倒下，和他们一样。这不是我身体强壮，而是我防护得法，保护好自己的卫气和皮肤防御功能才是关键。他们听后，放下忧虑，安心地回家了。

我在门诊还遇到一个16岁的少年，他和他约50岁的母亲，也是每天坚持户外活动1小时，保持规律的生活，有节制的饮食，他们母子也始终没有发病。《素问·上古天真论》曰："食饮有节，起居有常，不妄作劳，故能形与神俱，而尽终其天年，度百岁乃去。"可见古人的养生方法，虽然朴实，但是有效，就是饮食有节，生活规律，劳作得当就好。

再者人类从远古经过漫长的进化，到现在已经和多数的细菌、病毒、寄生虫互相适应共生，互不损害对方，甚至还可以互相资助，肠道的益生菌就很典型。病毒、细菌、寄生虫等微生物，它们无时不在我们周边。但是，只有当某些因素导致人体的免疫功能受损，比如劳累或者外伤等，免疫力减退，原本无害的寄生生物由于环境的改变而过量增殖，就可以产生感染。

因此，当外感病来临时，患者应当把疾病的防治重点，放在自身的卫气和皮肤的防御力上，防寒、保暖、避邪，真正提高自身的免疫能力。即使我们没有主动对抗病毒，也能自然有效防御病毒，这是《孙子兵法》所说的"不战而屈人之兵"，也是《黄帝内经》"正气存内"核心健康观的体现。

辨证论治，审症求因

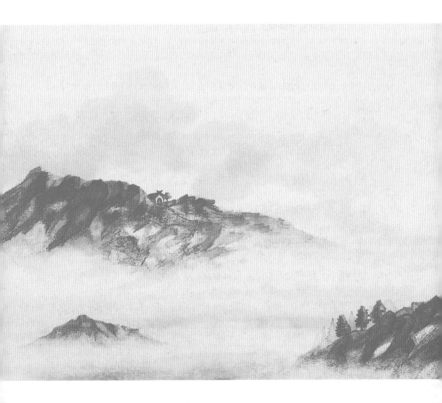

识病知因，快速辨别

前面的介绍，我们已经初步了解到中医学认识疾病，特别是针对外感类疾病，有其独特的学术特点。即使疾病发病突然，医生也能在短时间内做出诊断并采取有效的应急措施，包括观察发病地区的气候特点以及发病人群的临床表现，审症求因。即通过中医的望、闻、问、切四诊方法，采集患者的发病信息，结合发病地区的气候特点，运用中医学理论，推断疾病的病因，实施辨证论治，给予诊断和处方。患者服药后，再根据疗效反馈，判断治疗是否恰当、合适，再不断修正诊断，调整治疗方案，提升治疗效果和能力。

中医诊疗优势：对忽然来袭的流行病，在不能确定病原微生物时，中医学通过四诊技术，在天人整体观指导下，结合当地气候特点，聚焦到人身体的变化，可以执简驭繁，给予快速的反应，短时间做出准确的中医诊断，并给出有效的治疗。当代的中医，还会在不同程度上结合现代医学相关检查、检验结果，协助诊断、治疗以及评价治疗效果。

即便是在流行病的中后期，病原微生物诊断明确，中医的治疗依然需要考察发病时的气候特点以及发病后患者的临床证候特点。因为在不同的地域，不同的季节，感染不同年龄和体质的人群，患者的表现不一样，处方用药也有一定差别。只有根据四诊采集的结果，结合气候特点，审症求因，随时调整和修正治疗方案，才能给出当前患者最恰当的诊断和治疗。因此，针对患者而言，能及时就诊，与专业医生沟通，请专业医生帮助，是快速解决问题的最佳选择。

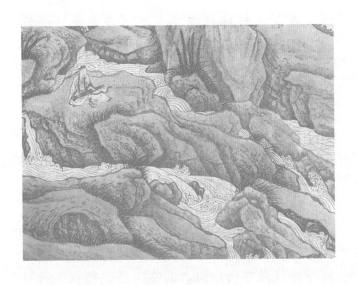

审症求因，火眼金睛

审症求因，是中医学认识疾病快速、有效而实用的方法。人体发生疾病，身体就会出现一些异常表现。这些异常的表现，中医称为"临床症状"。症状的出现，是人体发生病变后的客观反映，是医生四诊采集的重要内容。通过症状，医生可以了解疾病的特征、性质，探求疾病的内在变化，鉴别疾病内外致病因素，是辨证求因、辨证论治的重要依据。

临床症状是认识疾病的重要线索：回顾一下 2019 年末中医界是如何快速认识武汉发生的新型冠状病毒感染导致的疾病，在短时间明确病因，并且找到有效的治疗方法的，我们就能更清楚地了解中医的诊疗思路。

2019 年末，仝小林团队亲临武汉，实地应用中医四诊技术采集患者的临床表现。通过对武汉市金银潭医院收治确诊病例的实际调查，发现多数患者的临床表现为：其一，恶寒发热、周身酸痛之寒湿袭表症状；其二，胸闷、憋气、气短、乏力、干咳少痰等寒湿阻肺导致肺失宣肃的症状；其三，脘痞、呕恶、纳差、腹泻、大便黏腻不爽等寒湿碍脾、运化失司的症状。结合以上症状和患者的舌质淡胖、齿痕，苔多白而厚腻或腐，或虽有黄苔，但细察舌体发暗，呈青紫色，脉滑或濡，这些综合表现，均提示患者是感受寒湿之邪的表象。

探求经典，寻找答案

中医诊治疾病的方法，是通过医生采集的客观信息，根据临床经验做出的主观判断，并以此为依据，给出临床诊断并开具处方。但是诊断结果是否正确，还要根据患者服用处方的效果来判断。如果患者服药后疗效显著，说明诊断结果成立，治疗方案正确。如果患者服用药物后疗效不满意，说明诊断结论需要调整，治疗方案需要修正。因此，临床处方，是医生对疾病干预的重要措施，其疗效还可以验证前期诊断是否正确。

以 2019 年武汉的 COVID-19 大流行为例。国家为了应对新型冠状病毒感染的蔓延，多方搜集相关信息和中医方剂应对此次流行病。2020 年初，中国中医科学院特聘研究员葛又文接到国家中医药管理局领导的来电，请其尽快研究并提出相应方案。

葛又文依据前期有关资料，初步判定 COVID-19 主要是因寒湿而起的寒湿疫，综合分析本次流行病的特点，统筹考虑汉代张仲景《伤寒杂病论》经典医籍里的处方，最终决定将麻杏石甘汤、射干麻黄汤、小柴胡汤、五苓散 4 个方剂 21 味药有机组合在一起，化裁为一个新的方剂"清肺排毒汤"。该方抓住了疫病"寒湿内侵"的核心病机，目标是迅速扭转病情，阻截病气传变渠道，尽快将病邪排出体外。该处方与多位中医专家对疫病的判断和思路不谋而合，国家科技攻关组和专家判定：此方可用。

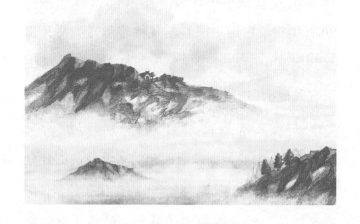

对证处方，疗效卓著

经历 COVID-19 大流行的三年，回顾"清肺排毒汤"在临床中显著的效果，说明中医前期对疫病的临床认识，符合疫病的客观情况。

中医临床的治疗方案，是有效的干预措施。中医药能在短时间内，有效地应对复杂的病原毒株，对流行病快速地做出反应，说明古老的中医药学理论在当代现实生活中是有价值的。

2020 年初至当年 2 月 4 日，该方在 4 个省 36 个城市 37 所医院的 214 名确诊患者中使用，通过综合观察，COVID-19 治疗总有效率在 90% 以上。尽管本次临床有效性观察不是严格意义上的科研项目，只为迅速救治确诊患者，但临床验证结果与先期处方设计预判完全一致。更为难得的是，一半以上的患者服用 1 剂药，症状就得到改善。清肺排毒汤用于多例重症和危重症患者的抢救，也展示出良好的疗效。

2020 年 2 月 6 日，国家中医药管理局科技攻关组公布清肺排毒汤前期临床观察结果，同时向全社会公布了处方和用法。国家卫生健康委办公厅和国家中医药管理局办公室联合发文，推荐治疗 COVID-19 使用清肺排毒汤。该方剂是国家《新型冠状病毒肺炎诊疗方案》（第 6 版至第 9 版）中唯一一个治疗各型新冠患者的通治方剂，也是临床救治中使用面最广、使用量最大、使用效果最好的方剂，为抗击 COVID-19 大流行做出了重要贡献。3 月 17 日，国务院联防联控机制在北京召开新闻发布会，国家中医药管理局科技司司长李昱在发布会答记者问，明确回答了中医药的明确疗效：在阻止轻型、普通型的患者向重型、危重型发展方面，中医药发挥了重要的作用。一是国家中医药管理局设立了应急专项，对 10 个省市 1261 名服用"清肺排毒汤"的患者临床观察显示，没有 1 例轻型患者转为重型，没有 1 例普通型患者转为危重型。二是武汉江夏方舱医院共收治了 564 名患者，这些患者都是轻型和普通型的，也同样没有1例转为重型和危重型。在重型和危重型患者的治疗中，中医药也发挥了很好的作用，特别是在退高热、促进渗出物吸收、提高氧合水平、降低肺纤维化等方面。中西医相互配合、相互协作，有效地降低了病亡率。需要强调的是，在国家发布的诊疗方案中，所有的中药方剂都显示出了非常好的临床疗效。

据2020年4月17日新华社报道（记者张泉、张千千），北京中医药大学副校长、教授王伟在17日举行的国务院联防联控机制新闻发布会上表示，各项临床观察和初步基础研究表明，清肺排毒汤是适用于轻型、普通型、重型COVID-19的通用方剂，具有速效、高效、安全的特点，成为这次防治新型冠状病毒感染的重要手段。清肺排毒汤现已在全国28个省份广泛使用，在湖北武汉主战场，也是使用最多的方剂。

2021年3月2日，国家药品监督管理局通过特别审批程序应急批准中国中医科学院中医临床基础医学研究所的清肺排毒颗粒上市。2022年8月17日，第二十三届中国专利奖评审结果揭晓，由葛又文研发的清肺排毒汤复方专利"一种治疗新型冠状病毒感染的肺炎的中药复方及其应用"荣获银奖。该专利是本届中国专利奖中唯一获奖的中药抗疫组方专利。清肺排毒汤作为中医药抗疫的典型代表，是中医人在准确把握核心病机、深入研判疾病发展和转归、统筹考虑速效救治与防复发风险的前提下，运用中医药理论指导，将《伤寒杂病论》中几个经典名方精心化裁形成的创新方剂，具有速效、普效、安全的特点。

众志成城，沉浸体验

作为中医临床大夫，在 2022 年这个寒冷的冬天，我同样深刻感受到流行病的残酷和中医药的智慧。在流行病肆虐的前些年，作为内科中医大夫，因为各种管理制度要求，不能与新型冠状病毒正面交锋。但是随着病毒毒性的减弱，国家放开管控，我们得以和病毒正面交锋，对此次流行病有了感性的认识和临床思考。

最初接触这类患者，是在 2022 年 11 月 30 日，由于管控还没有完全放开，患者多是通过电话咨询。第一例患者是位中年女性，核酸检测阳性，畏寒，怕冷，身体酸痛，鼻塞，流鼻涕，发热不太高，体温 38℃，第二天有些嗓子痛。虽然没有脉象资料，但是根据患者的临床表现和发病的气候特点，基本上可以判断患者属于新型冠状病毒感染，中医辨证属风寒外感型。建议她服通宣理肺口服液，配合小柴胡颗粒，给予祛寒和解治疗。患者服药 2 天后体温正常，症状消失。她当时密接的人和被间接接触的人，也陆陆续续地被感染。

随后 12 月 3 日，她 16 岁的儿子，开始出现高热，体温 39℃，怕冷，身体酸痛，身上无汗，伴有眼睛痛、头痛。根据患者的接触史、临床表现以及当时的气候特点，基本上判断患者属于新型冠状病毒感染，中医辨证属风寒外感兼肝火旺盛型。建议他采取祛风散寒和清肝祛火治疗，服用川芎茶调颗粒配合柴银颗粒，患者服药 3 天后核酸转阴，症状改善。通过这 2 例病例，笔者确认，柴胡剂退热和抗病毒有效。

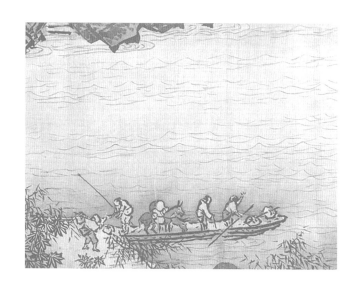

麻黄汤方，发挥效力

2022 年 12 月 5 日，我们单位耳鼻喉科的一名港澳台学生，发热第 2 天，体温 38℃，抗原自测阳性，自行服用解热镇痛的退热药和中成药金花清感颗粒后，发热反反复复，患者有些担心。单位教育处同事联系，希望给予其中医帮助。与患者微信联系后，询问病情，患者无口干、口苦，饮食、大小便正常，但是身体怕冷明显，皮肤干燥无汗，肌肉微有酸痛。由此判断患者中医证型为风寒外感，遂给予患者《伤寒论》中有祛风散寒，解表退热功效的麻黄汤2剂，12月6日患者微信反馈，当日服药1剂后体温恢复正常，症状全部消失，服药后身体没有任何不适，2日后自测抗原转阴，疾病痊愈。这个案例说明，麻黄汤退热效果明显，可以快速祛风散寒，解表退热，解除患者临床症状。这种方法应用后，还可以短时间内使病毒抗原检测转阴。

接下来的日子，周边的朋友陆陆续续发病，接到咨询的电话也越来越多。这些朋友都有着典型的相似症状，即突然发病，身体怕冷，发热，体温37.5～40℃，皮肤干燥无汗，头痛、身体肌肉痛、腰痛、关节痛。早期伴有咳嗽、喘的人很少。在这段时间，门诊看发热类疾病的患者反而很少，多是自己没有发病，给家人备药的。原因一是一旦发病，患者症状很难受，常常不愿意来看常规中医门诊；二是发病后，知道自己出现病毒感染，担心传染给别人，自己主动在家做好隔离。但是笔者熟悉的一部分亲朋好友知道中医有治疗方法，当被感染后发热，就会打电话来咨询。正是这些在发病第一时间咨询我们的患者，使我们渐渐明确这一波流行病，是病毒和寒邪合在一起，应选择祛风散寒的麻黄汤治疗，患者通过发汗解表的方法祛除寒邪以后，多数人在服药 1 小时内可以退热，半天后症状基本改善，1 天后症状消失，3 天抗原转为阴性。

2022 年 12 月 6 日，我妻子的弟弟，40 岁，感觉周身酸痛，体温 38℃，症状还包括身体怕冷，无汗，口不干，嗓子不痛。基本可以判断他是风寒外感，让他在当地抓了麻黄汤服用，半天以后体温复常，症状消失。

　　12月9日，家在河北邯郸的55岁的姐夫感染了，他匆忙回家取了点日常的感冒药，就回单位自己隔离了起来。然后打电话给我，他的症状也是怕冷，无汗，低热，体温38.3℃，身体没有明显疼痛。判断他也属于"风寒外感"，但是他手头只有连花清瘟胶囊、板蓝根、感冒清热冲剂，他想吃连花清瘟胶囊，因为他没有咽痛、燥热、口干、便秘等风温感染的临床表现，我给予了否定。该药药性偏寒，不适合风寒外感类病证，但是他身边没有人帮助他抓麻黄汤。我再次确认他没有咽痛、口干等热象后，建议每次冲2袋感冒清热冲剂，之后多饮热水，能潮潮出汗就好，生活上安心休息，别熬夜，保养正气。1天以后，他体温白天正常，晚间降至37.3℃，建议他去药店买小柴胡颗粒服用，结果药店当时也没有药，只能在生活饮食方面调整，清淡饮食，适当多饮热水，关键注意身体保暖，少吃肉食。3天后其体温恢复正常，身体没有任何不适，抗原检测阴性。

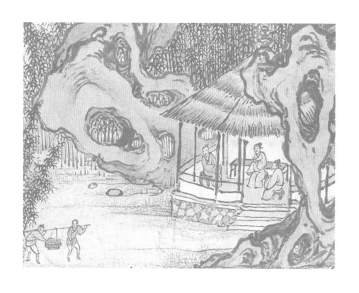

12月11日，北京一位50岁左右的朋友，傍晚开始发热，体温37.8℃，晚上9点体温38.5℃，抗原自检阴性，自觉怕冷，身体酸痛，皮肤无汗。当时我家中就开始准备麻黄汤，想着家人发病，能第一时间吃上药。再说这个处方仅4味药，也很便宜，方便储备。马上联系闪送送药。需要讲一下，当时1剂药，药费才不到3元，但是由于当时夜间接单的人很少，不到10公里的距离，闪送费需要50元。患者当晚吃药后休息，第二天早晨，电话告知身体一点也不难受了，身上也不冷了，肌肉也不酸痛，嗓子也不难受，但是刚测体温，显示是39.5℃。我听后还真有些替她紧张，汗出热不退，治疗就复杂了。但仔细听她说话，神情轻松，言语清楚，再次确认她没有憋气，头痛、身痛、怕冷等不适症状。我询问了她测量体温的工具，用的是水银温度计，考虑她可能没有把温度计甩下来，告诉她调好温度计再测一次体温。她依法重测，体温36.8℃，恢复正常，虚惊一场。热退当天抗原自测阳性，由于她服中药后，已经没有任何不舒服的症状，她和同事戏说自己变成了"喜羊羊"。患者3天后抗原检测转阴。

12 月 12 日，我在河北邯郸的姐姐也发热了，体温 38.7℃，症状也是怕冷、身痛、无汗、口不干，证属于风寒外感。遂同样处方给予麻黄汤。当时大家都在用草药，仅 4 味药的麻黄汤也抓不全，最后她跑了 3 家药店，才凑够了 3 味，缺少 1 味炙甘草。我想主要的药都有，祛寒的效果可以保证，应该没有问题。服药后热很快就退下来了，但是出现了咽痛。可见麻黄汤的组方，还是很严谨的，每一味都很重要。甘草具有润燥利咽止咳的功效，其他患者服这个处方后病好得都很彻底，很少有咽痛、咳嗽这些症状，唯独我的姐姐，喉咙痛了 3～4 天，最后用柴银颗粒慢慢清热利咽才解决问题。

12 月 13 日，COVID-19 大流行期间，我们特意从老家将孩子 72 岁的姥姥接来，帮忙照顾孩子。但是这一天早晨，老人家突然起不来床了，躺在床上嗜睡，身体困倦。现在回想，老人家应该是大家说的静默型缺氧状态，体温37.5℃，问她有何不舒服，她说不清楚，摸摸她的胳膊，干燥无汗，脉是弦紧脉，微浮，问她身体冷不冷，她支支吾吾说不清楚。但是当时家里暖气正常，她却喜欢穿着厚厚的衣服不愿意脱下来，她睡觉的时候还穿着棉衣睡，还告诉她女儿说，她的被子太薄了，希望换一个厚点的被子。看到这种情况，我判断她也是风寒外感，并且寒邪影响了她的大脑，导致清窍失养，反应迟钝。家中早就备好了麻黄汤，迅速地熬了1剂。老人家服药后第2天，就感觉身体轻松，也没有那么怕冷了。随后稍微有点恶心，还吐了一次，体温还稍微高一点，37℃，我判断是少阳外感，马上给她调整了处方，改为小柴胡汤和解少阳。总共吃了2剂小柴胡汤，第3天一早，她就说身体完全好了，自己能从床上利索地起来了，也愿意做家务活了。她没有做抗原，不能明确是否真正感染过新型冠状病毒。当天我们把剩下的小柴胡汤的草药渣又熬了一遍，老人服后完全好了，发热也没有反复。她平日很少外出，我考虑她之所以被感染，最有可能的机会就是每天去户外抽烟解闷时，不太注意保暖，没有在意穿暖衣，也许就是这个短暂的机会，让她受寒而病。

12月13日，和岳母在同一天，我的妻子也觉得身上有点冷，当时身体没有疼痛，测体温37.5℃，身上无汗。她平时在家就穿得比较单薄，我考虑她主要原因是衣服穿得太少了，身体被寒邪所伤。这天她也跟着岳母吃了同一剂麻黄汤，早早地睡了。一夜无话，第二天一早她就感觉身体不怕冷了，体温也恢复正常，当天就正常去上班了，因为没有做抗原自检，也不难受，不确定她是否感染过。

12月14日，晚上10点多，儿子的老师咨询我，说他的孩子今年18岁，也开始发热，体温39℃，在医院的发热门诊，排队的患者很多。我问了问孩子发热的情况，同样是身上怕冷，头痛，身体酸痛，身上无汗，嗓子不痛，口不干，不想喝水，大便不干。我判断还是感受寒邪的麻黄汤的症状，于是告诉他说快来我家，家里备好了这个疾病的解药。他们开车来取了两包药，回家就开始熬药。晚上约11点半就服上药了。孩子服药半小时，身体开始感觉暖融融的，出汗，身上也不痛了，很是舒服，体温降到37.5℃。他高兴地对他母亲说，我好了，感谢王大夫，还要请王大夫吃饭。第二天又服了一天药，体温恢复正常。之后就停药了，总共吃了一包半药，完全康复。他发病后抗原检测也是阳性，3天后转为阴性。半个月后我们聚会时，他讲他周边的人，康复后多有不舒服，"刀片嗓"、咳嗽、关节痛、心悸等，但是他的孩子和家人由于采用了麻黄汤治疗，身体没有其他不舒服。他们一家人真实感受到中医药的伟大和神奇！

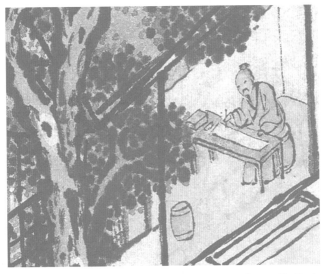

12月15日，我妻子下夜班回家，感觉头很油，问我能否洗澡。我说你身体刚好，应该注意保暖，最好不要洗澡。但是她觉得不舒服，还是坚持去洗澡。洗完澡第二天，早晨起来又感觉身体有点怕冷，有点拘紧，身上无汗，体温 37.2℃。我又赶紧给她熬了 1 剂麻黄汤，喝了半剂，身体潮潮出了点汗，就不觉得冷了，体温恢复正常。由此可见，外感病刚好时，身体虚弱，洗澡容易消耗体力，再次感受寒邪，最好体力恢复 3～5 天后再洗澡为佳。

12 月 16 日，我们小区 52 岁的物业师傅，傍晚的时候隔着门窗，戴着口罩，告诉我他体温有点高，38.5℃，可能中招了。我赶紧询问病情，同样是身体觉得冷，身上无汗，还有点头痛。嗓子也不干，也不想喝水，也没有咳嗽，食欲稍微差一点。我判断他也是外感风寒，兼夹病毒感染。从家里取来早就备好的麻黄汤 1 剂，让他马上熬，尽快吃上。我告诉他熬麻黄汤的时候，要注意把杏仁捣碎。第 2 天早晨我路过他家门口的时候，见到他还把自己关在屋子里面自我隔离，戴着口罩，说："王大夫，我也感染了，您多注意，我们还是不见面了，别传染给你。"我问他体温是否恢复正常，他说昨晚吃完药，就出汗了，现在体温也正常了，身体也不难受了。我说："那你就算是好了，按照现在的防疫政策，现在戴口罩是可以户外活动的，但是你转阴可能还需要 2～3 天。"

12 月 17 日，那天正好是周六，我们家订了个书柜，需要组装起来，由于不好装，又是抽屉，又是柜门，我原计划是请小区物业师傅来帮我们。他感染刚好，我不好决定是否请他来帮忙。我主要担心的是，上初三的大儿子被感染，耽误学习。但是这天早晨起床后大儿子也发热了，我不用担心了。家里只剩下上幼儿园小班的小儿子和我还没有感染。这些天我用麻黄汤治疗的患者和家人都疗效显著，她们也都不害怕被病毒感染。我征求妻子意见，她轻松地同意邀请物业师傅来家帮忙装柜子。我问师傅体力如何，如果体力可以，想请他来家帮忙装柜子，戴上 N95 口罩，做好防护。师傅开始还有些顾忌，害怕会传染我们，见我们夫妻都没担心，他体力还好，便来家帮助组装书柜。家中 4 岁的小儿子跟师傅很熟悉，见他来了，非要帮着装柜子，一会儿拿木板，一会儿递工具，忙得不亦乐乎。装了一下午，3 个多小时。我想小儿子可能也会被感染发热，我也随时准备给他吃上麻黄汤，可是至 2023 年 5月，小儿子也依然没感染。我想他之所以没有被感染，第一，我们给他保暖做得好，没有让他被寒风直接吹。第二，他是儿童，纯阳之体，定期在家和户外活动，他的皮肤密固，卫气充足，病毒很难侵入身体。第三，他不看新闻，不知道病毒传播严重性，我们也不给他讲这些内容，他心里不知道害怕，精神也很放松，才能保持身体卫气和皮肤坚固，不受感染。

12月17日，我们家的大儿子也中招了。那是周六早晨，他妈妈上夜班，我早晨7：40叫他起床吃饭，方便赶上8点网课。结果叫不起来，他说头晕，起不来，我一摸他的额头，有些发热，马上测体温是38.5℃。摸他身体，皮肤干热，身上是干燥无汗。问他怕冷吗？他说不觉得冷，但是他用被子把自己裹得很严实。平时睡觉他不是露着肚子、膀子，就是露着腰或者腿，这次身体裹得很是严密，膀子、腰、脚，都在被子里。我想到《伤寒论》第11条讲："病人身大热，反欲得衣者，热在皮肤，寒在骨髓也；身大寒，不欲近衣者，寒在皮肤，热在骨髓也。"问他身体哪里痛，他说是后颈部特别痛，像痉挛一样，还有点头晕。再问他咽喉，他说不干也不痛，也不想喝水，也不想吃饭。我初步判断他是风寒外感之伤寒表证，可以启用麻黄汤。唯一可疑点，就是他怕冷不明显，但是看他把自己裹得很严实，也知道他有几分恶寒。于是我马上把杏仁捣碎，他有颈部痉挛的症状，如果加上葛根更好，但是当时家里没有准备，也就只能先吃吃看了。初三的孩子，个头大概 165 厘米，形体稍瘦，药物我给的是成人量的三分之二，稍微减了一点，用温水把药泡上半小时再煎煮。孩子喝了一小盒热牛奶，勉强上了 2 节网课，下课后说坚持不住了，于是向老师请了假。

这时已经给他煮好了药，一小碗约有 200 毫升，温度也正好合适，他这次吃药特别痛快，一口就喝了下去。他以前喝中药不是这样，会讲条件，要准备可口的食物送服，或者推三阻四不乐意吃。看来他心里知道这次生病与以往不同，自己很重视，喝完药就躺下睡了。我观察到他自己盖的被子始终很严密，没有把身体露在外面。中午叫起来时，约是服药2小时后，摸摸他身体，没有出汗，体温还有点高，问他感觉如何，回答说脖子痉挛觉得轻一点了，没那么痛了，头晕也好些了。看到症状缓解，证明处方的方向对了，可以继续服用原处方。考虑身体发热不退是因为汗还没有发出来，实邪未解之故。中午2点左右又服了一次药，然后继续睡觉。到傍晚时候测体温已经正常。他醒后，我们问他感觉如何。自言脖子已经不痛了，头晕好多了，身子能站得很稳，走动也可以了。我这才知道他开始发病时头晕得站不稳，走不动。傍晚时候，他喝了半碗粥，约1小时后，又喝了半剂麻黄汤，继续睡，总共喝了一剂半中药。他半夜11点多醒来，体温正常，体力恢复，起床就要吃的，感觉饿了。我告诉他不能放开吃，特别是外感病刚康复后，一定要节制饮食，此时脾胃功能还很弱，如果勉强吃饭，容易导致疾病反复。于是只让他喝了点稀粥，继续睡觉。第2天早晨起来，他神清气爽，身体已没有任何症状。他说昨晚身体潮潮的，又出了一晚上汗，现在完全好了，想吃肉！我告诉他还要继续保持清淡饮食，让脾胃再休整一天，过早吃肉，疾病容易反复。孩子很配合，周日也就喝点粥，吃点主食和蔬菜，没有放肉。

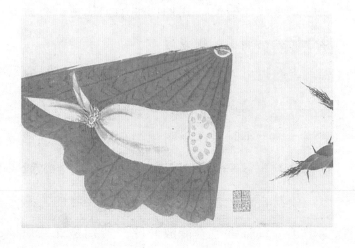

小孩还是喜欢吃肉，到周一就控制不住了，完全恢复饮食，给他加了肉食。晚上我下班回来，见他身体基本上没有不舒服的症状，他自己也感觉精力体力已经恢复到生病以前，饮食量也恢复到了以前。我建议他做个抗原，给这次世界级的大流行病，留个历史记录。结果他的抗原显示还是两道杠，第二道浅浅的，呈弱阳性，说明病毒的确是来过他的身体。我也做了一下抗原，结果显示还继续"阴"着。

12月18日，儿子老师的同事求助，他们家8岁的孩子，也是反复发热5天，服退热药后6小时，体温再次升高，了解到中药有效，也来咨询。问问情况，孩子还有麻黄汤的适应证，包括恶寒、无汗，处方麻黄汤，剂量减半，结果孩子服药1天后，体温恢复正常。

12月18日以后，陆陆续续还有朋友发热的，我多以"麻黄汤"实施治疗，这时候麻黄汤中所使用的药物，药店、医院等地常常缺货，因为官方推荐的和疫情相关的中草药处方，许多都包含麻黄，大家吃中药的频率，超过了药店的服务能力。有一个朋友吃了我推荐的麻黄汤，发热伴新型冠状病毒感染很快痊愈，而且没有后续症状，于是他向一个公司老总推荐。老总开始先找了一个发热的年轻小伙子，服1剂麻黄汤，感染就好了；然后又找了一个老年发热的员工，吃药后也很快好了，于是乎他备了40多包麻黄汤，放在他的公司，谁发热谁取一包药，都取得了很好的效果，关键是服药后没有副作用和后续症状。2022年12月15日我在个人网络账号也发布了采用麻黄汤治疗这波流行病，结果不到一周的时间里，单条播放量达到了700万，可见群众的眼睛还是雪亮的。他们感受到在这个冬天里，这一波流行病，给他们身体留下了深刻的记忆，而《伤寒论》中的麻黄汤，给这个寒冷的冬天，带来了暖意。

12月24日，一个北京朋友，家中老人80多岁了，反复发热15天左右。家人都很担心，但联系医院，住院很困难，通过朋友联系了我。我电话问了问患者的基本情况，他虽然已发热15天，但是症状仍是身体怕冷、皮肤干燥无汗，低热，体温38℃。我了解到患者虽然发热2周多，但是太阳表证的情况还在，没有少阳证的口苦、咽干、恶心、呕吐，处方依旧可以用麻黄汤。两天后，患者的家属感激地打来电话，说老人发热15天，服药1剂后就退下来了，身体状态稳定。一周后继续报告好消息，说老人家体温稳定，身体恢复正常。

12月30日，微信中一个不太熟悉的朋友发来求助："春勇主任好。几个月前曾因打嗝不停，去您那里求诊。您当场送我一针，立刻停止打嗝。但愿您还能想起来。如今我又不幸沦为奥密克戎的感染者，已经连续发热9天了。身体极度不适驱使我给您发微信，渴望求得住院治疗的一线生机！打扰您了。抱歉！"

我详细询问了患者的病情，其8天前发热，没有间断，最初身上冷，喜穿衣，咽部如刀割，曾服用布洛芬1片，阿兹夫定5粒，每天1次，又加化痰药乙酰半胱氨酸胶囊（伊维适）、桉柠蒎肠溶软胶囊（切诺）和头孢地尼，晨起口苦，喝水后减弱，无恶心呕吐，无咳嗽，身上时有汗出，皮肤潮湿，大便少，食欲稍差。12月28日报告双肺胸膜下可见多发斑片状磨玻璃影，诊断病毒性肺炎可能。我回复患者：您要住院，我另外找人帮您。您既然找到了我，我可以给您开中药，中药疗效很好，建议您先试试中药，我还不用去拜托别人。患者感觉有些失望和无奈，但还是同意服用中药。

参照患者症状，我们判断患者证属于少阳外感，给予小柴胡汤加减治疗。

患者特别紧张，每 2～3 小时就要测体温一次，包括夜间 0:00、2:00、4:00，一天要测 10 余次体温。患者服药第 1 天后主动反馈："主任好，昨夜星光灿烂，全天测温完全正常，今天能洗澡吗？"可以理解，患者连续发热 9 天，应该是 9 天没有洗澡了。他看到了痊愈的希望。但是，考虑患者之前持续发热，消耗体力，洗澡容易导致疾病反复，我没有同意他的要求。服药第 2 天傍晚，患者又微信反馈："主任好。体温又升高了，刚刚试过 37.1℃。"半小时后，患者再次反馈："温度继续攀升至 37.7℃。"我问了问患者，他并没有不舒服，告诉他身体调整需要时间，叮嘱他按时服药，静心养病。服药第 3 天是元旦，患者没有发微信给我。服药第 4 天，患者微信反馈好消息："主任好，您的药方带我进入美好的新年。我的家人和朋友都让我代问您好！今天自凌晨每 4 小时记录体温，完全正常，已经连续 2 天。"随后连续 6 天体温正常，而且血氧浓度在 95 以上，到医院发热急诊复查，接诊医生例行问诊后，提出不做 CT，改成抽血化验。1 小时后医生看了化验单，认为所有指标正常，不用再吃药了。

患者悬到嗓子眼的心一下子放了下来。在朋友圈里发出感言："险些在人生的旅途上提前下车。在毫无思想准备和慌乱中，与原来习惯了的一切，不告而别。那一瞬间的崩溃，真是不堪回首。我和众多亲朋好友一样中招了。医院人满为患，手头没药。发热却延续了近 10 天，CT 确认肺部感染，阿兹夫定也没能让体温回归。几近绝望之时，微信求助半年之前问诊过的北医三院中医科副主任王春勇大夫，没想到很快得到了回复。他告诉我不要害怕！我告知了病情、舌苔、面相及 CT 图像。紧接着一张药方像天降神符一样，飘进了我的手机！当晚服下第一剂汤药后，顿觉神清气爽，头痛消失，体温下行。我的天呐，今夜星光灿烂！我崇拜王春勇大夫的医德，更佩服他高超的医术，是他把我从鬼门关拉了回来！然而他的左右是千万虽受压抑却不屈不挠的中医人，在中医历史上，曾涌现出千百位可歌可泣的大师、药王，还有《黄帝内经》《伤寒论》《本草纲目》等无数光辉灿烂的文献，致敬祖国的中医药事业！中医药事业是我们文化自信的重要组成！从我做起，我要尽自己的微薄之力，为中医药事业奔走呼号，为中医人的医德和博大胸怀，现身说法！我当然希望我的亲朋好友和我一道，支持中医。中医药事业是我们大众健康的坚强守护者！今天我把与王春勇大夫合作的对联展示在这里，一是为了永远记住这一生命的转折点，二是要和以王春勇大夫为代表的中医人结交朋友。希得到大家的理解和支持。"

三副对联如下。

第一副上联：辨证施治承仲景，下联：开方退热问伤寒。横批：济众活人。

第二副上联：麻黄剂祛寒无二，下联：柴胡汤和解第一，横批：新冠无忧。

第三副上联：高热畏寒周身痛麻黄剂立效，下联：低烧乏力恶心吐柴胡汤有功，横批：无畏新冠。

这位患者朋友被中医药的良好效果所折服，时至2023年5月26日，患者仍每日在自己的微信朋友圈，撰写中医药古诗词，致敬我们伟大的中医药，为中医宣传，为中医事业呐喊！

1月12日，他远在外地的学生的父亲，80多岁，也是持续低热。无助之时，在他的引

濟衆

辨证施治承仲景

活人有方退热润伤寒

壬寅腊月王春易撰文于绍英书

新冠无忧

麻黄剂祛寒无二

紫於汤和邪第一

壬寅腊月 王养勇撰文 于明英书

無高热畏風寒困身痛

壬寅臘月

長麻黄劑立效

新柴胡湯有功

冠候烧毛力惡心吐

于培英書

王春勇撰文

077

荐下，诊治后开了中药和解退热剂小柴胡汤加减，服用1周也痊愈了。

2023年1月6日，海南的一个朋友，男性，58岁，新冠抗原检测阳性，持续发热不退，体温在38.5℃上下波动。询问患者，怕冷不明显，微有口干，身体潮潮的有汗，后背微微寒冷，身上也不痛，稍微有些咳嗽，嗓子有点干痛，舌红，苔薄白。问了其在海南当地的气温是25～28℃，参考当地的气候和患者的症状，推测患者这次伤寒的表现不重，应该是感受当地温热之气，导致肺卫损伤而发热，遂给予其宣肺清热方案治疗，选方麻杏石甘汤。患者服药2天后体温正常，热退，症状消失。结果2日后又电话联系，发热有所反复，体温37.5℃。询问患者，没有什么不舒服，稍微有些乏力，还有些咳嗽，痰是黄厚痰。询问患者饮食，最近为了提高饮食营养，吃了牛肉还有海参。这正是《黄帝内经》中所讲的"食复"。《素问·热论》曰："病热少愈，食肉则复，多食则遗，此其禁也。"正是患者吃了不容易消化的食物，生热生痰，导致疾病反复，生痰咳痰。随后患者继续服药同前方，改清淡饮食，1日后体温正常，1周后随访，痊愈。可见，新型冠状病毒感染因为地域不同，患者表现不同，用药差异显著。病愈后，饮食清淡，禁忌肉食，也很重要。

伤寒杂病，中医宝典

《伤寒杂病论》源自实践，在张仲景《伤寒杂病论》序文中讲："余宗族素多，向余二百，建安纪年以来，犹未十稔，其死亡者，三分有二，伤寒十居其七。"通过序文，我们了解到张仲景生长在东汉末年一个有两百多人的大家族中，但是自汉献帝时期，即公元196年以来，不到十年的时间，家族中就有三分之二的人逝去，而这三分之二逝去的人中，有十分之七的人是伤寒所致。疾病如此猖獗，使一个宗族两百多人中有三分之二的人病亡？用当代科学反思，应该是一种严重的传染病。汉朝没有显微镜，也没有试剂盒，医生看不到病毒和细菌。但是，张仲景当时判断主要病因是患者伤于环境中的"寒"邪——"伤寒十居其七"，中医的伤寒不同于现代医学所说的伤寒病毒感染的肠伤寒，而是指以中医气候问题中的以"寒"为最主要原因的感染性疾病。

张仲景看到宗族中众多的人因病而亡，作为一个有担当的医生，面对族中人离去的伤痛，面对医学的困境，自己却没有更多的办法来防治这些传染病，才勤求古训，博采众方，荟萃当时的大量文献，细致地观察和临床实践，探索出一套完整治疗疫病的方法，并且构建了治疗疫病的理论系统。原文写道："感往昔之沦丧，伤横夭之莫救，乃勤求古训，博采众方，撰用《素问》《九卷》《八十一难》《阴阳大论》《胎胪药录》，并平脉辨证，为《伤寒杂病论》合十六卷，虽未能尽愈诸病，庶可以见病知源，若能寻余所集，思过半矣。"这样张仲景才写成了《伤寒杂病论》十六卷。我们重点关注张仲景所讲"虽未能尽愈诸病，庶可以见病知源，若能寻余所集，思过半矣"，意思是如果大家能参照我所汇集的内容，虽然不能治愈所有的疾病，但是可以做到面对疾病时知道疾病的渊源，治疗疾病时做到心中有数。由此可知，张仲景在当时对这类疫病已经有了非常深刻的认识和非常可靠的解决方法。这一波流行病，我们用麻黄汤有效，见病知源，可以反推此次流行病因风寒外感侵入所致。

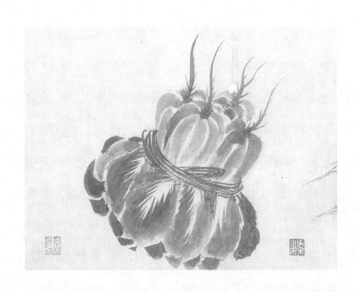

古方今用，效力堪夸

许多人讲，张仲景东汉时期撰写的《伤寒杂病论》，在当今社会，还会有效果吗？

我们站在历史的长河中，审视书中这些传承了1800多年的中医理论，发现历代中医名家，都把《伤寒杂病论》尊为医家经典。随着时间的推移，这部专著的科学价值越来越显露出来，成为后世从医者必读医籍。唐代孙思邈在《备急千金要方》中，仅引证了《伤寒论》少量内容，讲"江南诸师秘仲景要方不传"，可见此书当时流传不广，大家将其视为秘典珍藏，不轻示人。南北朝名医陶弘景曾说："惟张仲景一部，最为众方之祖。"直至宋代林亿、高宝衡、孙奇等人校订、刊行《伤寒论》，才有定本并广为人知。越来越多的医家认识到该书的价值，越来越多的患者受益，逐步奠定了张仲景在中医史上的重要地位，自宋朝以后，张仲景也因对医学的杰出贡献被后人称为"医圣"。据不完全统计，整理、注释、研究《伤寒杂病论》的中外学者现已逾千家。日本自康平年间（相当于我国宋朝）以来，研究《伤寒论》的学者也有近两百家。此外，朝鲜、越南、印度尼西亚、新加坡、蒙古等国的医学发展也都不同程度地受到其影响及推动。《伤寒论》和《金匮要略》也是我国中医院校开设的重要基础课程。

笔者行医二十余年，深刻地体会到《伤寒杂病论》的临床价值。年轻时因喜用其方，常获奇效，也常收到患者赞誉，成为笔者继续探索医道的动力。该书中许多著名方剂现在依然在临床中发挥着巨大作用，我们常常遵从古方原方、原法，应用书中的原方剂量，解决了大量的临床问题。例如，治疗肺炎的麻黄杏仁石膏甘草汤，当代的抗疫名方如金花清感颗粒、连花清瘟胶囊，也都有麻黄杏仁石膏甘草汤的影子；治疗支气管哮喘的小青龙汤、射干麻黄汤；治疗反复低热呕吐的小柴胡汤；治疗急性胰腺炎的大柴胡汤；治疗急性黄疸型肝炎的茵陈蒿汤；治疗急、慢性阑尾炎的大黄牡丹汤；治疗急慢性肠梗阻的大、小承气汤；治疗胆道蛔虫的乌梅丸；治疗痢疾的白头翁汤；治疗心律不齐的炙甘草汤；治疗冠心病心绞痛的瓜蒌薤白半夏汤；治疗心力衰竭导致的下肢水肿的真武汤。这些临床常用之效方，能救患者于顷刻，能树医者之丰碑，能彰中医之奇功！

总之，根据我个人的医疗实践，还有众多中医同仁的体验，这部创作于 1800 多年前的《伤寒杂病论》，在当代社会，学术活力依然，临床生命力盎然！

辨证论治，证变方移

中医治疗不同的疾病，总会根据其特殊表现，选择适宜的处方。回顾 1954 年，河北省石家庄市发生的流行性乙型脑炎，病毒学专家成功地从自然界蚊虫中分离出流行性乙型脑炎病毒，认为是蚊子传播，感染病毒引起的。病毒直接损害患者大脑，以高热、头痛为特征，严重时致人昏迷、休克、死亡。当时同样是没有特效抗病毒药物，抗生素更是没有效果。国家当时先派西医组成工作组去石家庄，3个月这波流行病没有得到有效控制；后来派北京著名中医蒲辅周带队的中医工作组，去石家庄协助工作。治疗中，蒲老用张仲景《伤寒论》的方法，以白虎汤为主加减运用，治疗重点放在人身上，不在抗病毒的目标上用力。1个月后，工作有了起色，3个月后将流行病控制下去了，取得了90%以上治愈率，效果卓著。之后，中国卫生部便在全国进行推广，相关报道可以在《中医杂志》1955年第10期查到当时的文章《卫生部召开扩大部务会议，决定推行中医治"乙型"脑炎的经验》，蒲辅周用白虎汤治疗乙型脑炎的事迹从此声名远播。白虎汤是清人体肺胃热的经典名方，不是杀病毒的专药，在这次流行病中却取得了显著效果。

而在 1955 年北京流行乙型脑炎时，再用上述方法效果不显。蒲辅周从临床实践中发现，北京当年阴雨连绵，湿热交蒸，患者表现多以暑湿困脾为主要证候，遂用杏仁滑石汤、三仁汤等化裁，通阳利湿，收到了良好的治疗效果。蒲辅周在总结经验时说："在这一次实践中由于气候的影响，今年的患者在诱因上多有暑湿并重的现象，个别的还有一些变症，我们在治疗脑炎过程中，随时都要注意到这一点。"由此可见，同样的病毒，不一样的地域和气候环境，治疗的辨证和处方不一样。

2019 年末武汉发生COVID-19 大流行，当时的中医专家组根据当时的气候特点和患者的临床表现，提出新型冠状病毒感染属于寒湿疫，由此制订了以温化寒湿为主的治疗方案。国家推荐的COVID-19 诊疗方案清肺排毒汤取得了卓著的疗效，这个处方是精选《伤寒论》

中化湿散寒为主的经验方。在众多的其他方案中，首都国医姜良铎教授同样选取了《伤寒论》中温化寒湿的经典名方麻杏薏甘汤加减处方，也取得了显著效果。我们在2022年的冬天，根据患者的临床表现判断为风寒外感，应用祛风散寒的麻黄汤取得显著效果。而国务院联防联控机制综合组在2022年12月30日发布《关于在城乡基层充分应用中药汤剂开展新型冠状病毒感染治疗工作的通知》治疗新型冠状病毒感染中药通用基础协定方为大青龙汤合五苓散，次方也是源于《伤寒杂病论》，以祛风散寒为主要治疗方法。可见中医治疗的依据不是简单地对抗病毒种属，而是根据患者患病时的地域和气候特点，以及患者的临床表现，来辨证施治，随证型的不同，确定不同的用药处方。

　　《伤寒杂病论》以六经辨证立论研究疾病，不仅关注外界的气候因素，包括风、寒、暑、湿、燥、火的变化，而且关注人体内在环境的变化，运用中医药的寒热温凉和四气五味药性，通过辨证论治，调整人体内在环境紊乱，祛除侵入人体的风、寒、暑、湿、燥、火，恢复人体固有功能。我们依此施治，就会取得显著效果。人体如能重新与外界环境建立和谐的互动关系，病毒细菌等就会悄然而退，身体恢复健康。

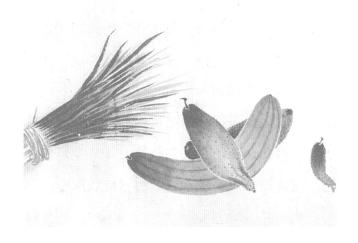

疫病症状，中医解读

中医学认为，疫病患者感染以后的诸多症状，是患者用自己身体语言对病毒最客观和生动的描述。染疫后人体表现出多种不适，一方面是患者的身心痛苦，另一方面是医生认识疾病的重要线索和依据。中医大夫运用中医望闻问切基本技能，采集患者的一系列临床症状，通过中医理论，做出对证候的解读和判断，为辨证论治，选方用药做好准备。例如患者出现恶寒发热、头痛身痛、无汗脉紧等表现，基本可以判断患者的病因为外感风寒邪气，属风寒感冒。随之针对病因的祛风散寒治疗方案也就确立，据此选择适宜的药物治疗。可见对于疫病，正确理解患者的症状，概括症状所要表达的疾病特征，通过症状"审症求因"，是开展有效治疗的关键环节。

染疫后，人体为什么会发热？感染疫病后，人体发热，总的来讲，是人体感受外邪，体内正气奋起抗争的表现。当人体体温超过37.3℃以上，我们就可以判断患者处于发热状态。

　　2022年末北京这次流行病所表现的发热，绝大多数是由寒邪或寒湿之邪侵袭人体，人体卫气与寒邪抗争的表现。由于卫气被寒邪或者寒湿之邪气郁闭在肌表，卫气得不到宣散，毛窍腠理闭塞，表现为皮肤无汗，热气发不出来，身体就会发热。其特点是患者的发热在皮肤表面，皮肤无汗，触摸时干干的。虽然患者体表体温升高，但是寒邪入侵体内，卫气温暖皮肤的功能失常，患者常感觉全身怕冷，这种冷感即使加衣盖被、烤火也不能缓解，最终形成了恶寒、发热同时存在的外感表证。此时，将手放在患者的额头上就会感觉到患者额头发烫，正如《黄帝内经》所说的"体若燔炭"，像摸炭火一样的灼热感，用体温计测量便会发现已经超过 37.3℃，甚至可达 40～41℃。这时患者常常还会伴有恶寒、身痛、腰痛等症状。

在《伤寒论》中，这种外感病被称之为太阳伤寒，就是人体被寒邪所伤，患者常常有典型的八个临床症状，我们称为麻黄汤八症，即头痛、发热、身痛、腰痛、骨节痛、恶风、无汗而喘者，麻黄汤主之。治疗主要是以麻黄汤为主，根椐症状的变化还可以选择葛根汤、大青龙汤等方剂。

附方

麻黄汤

麻黄 9 克，桂枝 6 克，炙甘草 3 克，杏仁 6 克。

煎服方法：先煮麻黄，去浮沫，再将其他药放入共同煎煮 20 分钟，分 2 次，温服，微微出汗即可，不可大汗淋漓，汗出即停服。若一服汗出病瘥，停后服，不必尽剂；若不汗，更服，依前法；又不汗，后服小促其间，半日许令三服尽。若病重者，一日一夜服，周时观之，服一剂尽，病证犹在者，更作服；若汗不出，乃服至二三剂。禁生冷、黏滑、肉面、五辛、酒酪、臭恶等物。

应用关键指征：发热、身体无汗，怕冷。可以伴随头痛、身痛、腰痛、骨节痛、恶风、喘等临床表现。

葛根汤

葛根 12 克，麻黄 9 克，桂枝 6 克，生姜 9 克，炙甘草 6 克，芍药 6 克，大枣（掰开）4 枚。

煎服方法：先煮麻黄，去浮沫，再将其他药放入共同煎煮30分钟，分3次，温服，微微出汗即可，不可大汗淋漓，汗出即停服。

应用关键指征：自觉后颈背部痉挛、僵硬、不舒，伴有发热、无汗、怕风等临床表现。

大青龙汤

麻黄18克，桂枝6克，生石膏8克，炙甘草6克，苦杏仁6克，生姜9克，大枣（掰开）4枚。

煎服方法：先煮麻黄，去浮沫，再放其他药共同煎煮30分钟。分2次，温服，微微汗出即停药。

应用关键指征：身体壮实，烦躁明显，兼有发热、怕冷、身体无汗等临床表现。

傍晚深夜，发热严重

多数疾病的病情变化，在一天当中会有规律的起伏波动，如在早晨病情会轻一些而神志清爽，中午前后病情较为平稳，但到了傍晚病情多会渐渐加重，夜间则更为严重，外感发热性疾病也是有如此的变化规律。为什么会有这样的变化呢？其实早在《灵枢·顺气一日分为四时》中就有过很好的说明："夫百病者，多以旦慧、昼安、夕加、夜甚，何也？……朝则人气始生，病气衰，故旦慧；日中人气长，长则胜邪，故安；夕则人气始衰，邪气始生，故加；夜半人气入脏，邪气独居于身，故甚也。"

春生、夏长、秋收、冬藏，是自然界一年阳阴相互转化的特点，一年之中是这样的变化，一天也是这样变化，旦慧、昼安、夕加、夜甚。人与自然相应，天人合一。因此人体阳阴的变化也随自然界阴阳的变化一样，随之而动。就是说，一天当中，人体的阳气变化也如一年当中的变化规律。《灵枢·顺气一日分为四时》还将一日按四时分布："朝则为春，日中为夏，日入为秋，夜半为冬。"就发热而言，早晨对应自然界的春天，人体的阳气逐渐变旺，抵抗力增强，正气来复，邪气渐退，发热减轻；中午对应自然界的夏天，阳气隆盛，正气抗邪最强，发热也比较轻；傍晚对应自然界的秋天，阳气开始减弱阴气开始增加，正气消减，邪气相对变强，发热加重；深夜对应自然界的冬天，也是人体阳气最微弱的时段，正气虚弱，抗邪无力，发热最高，症状也最为严重。

因此，针对发热类患者，服药的时机，一般选择在白天，阳气充足，特别是选择在上午九点以后，阳气逐渐隆盛时，药力借助天时，可以更高效彻底地祛除病邪，修复人体。

肢体疼痛，不荣则痛

中医讲不通则痛、不荣则痛。《素问·举痛论》曰："经脉流行不止，环周不休，寒气入经而稽迟，泣而不行，客于脉外则血少，客于脉中则气不通，故卒然而痛。"正常的人体，需要气血充养，以保持正常的生理功能。当人体的气血阻滞不通，不能荣养人体时，身体就会出现疼痛。

人体的卫气，具有温养全身气血筋脉的作用，即"卫气者，所以温分肉，充皮肤，肥腠理，司开阖者也"。一旦人体卫气虚弱，尤其是在冬季天气寒冷，风寒主令，此时人体最易受到寒邪的侵犯。寒主收引，其性凝滞，当机体感受寒邪，卫气被郁滞，失去对气血筋脉的温煦作用，此时，气血筋脉为寒邪所束，血脉运行不畅，《素问·调经论》云："血气者，喜温而恶寒，寒则泣不能流。"不通则痛，就会出现如《伤寒论》所述的身痛、腰痛、骨节疼痛的症状。因此，增强体质，保护好卫气，使卫气充足，做好防寒保暖是预防疾病的关键。对于平素体质虚弱、易于汗出感冒的患者，可在天气温和时，适当的户外活动，让和风吹拂皮肤，增强卫气，坚固皮肤，还可以适当服用玉屏风颗粒、金水宝片、百令胶囊等药物以增加卫气，提高免疫力。

身体高热，感觉怕冷

在本病发病之初，多数患者常常会感受到身体难以缓解的寒冷，即使盖上厚厚的衣被，或者抱着热乎乎的暖水袋也不能缓解的寒冷，中医称之为"恶（wù）寒"，即厌恶寒冷。中医常说"有一分恶寒，有一分表证"。《伤寒论》第三条就是对这种症状的具体描述："太阳病，或已发热，或未发热，必恶寒、体痛、呕逆、脉阴阳俱紧者，名为伤寒。"

　　人体为什么会怕冷呢？前面我们提到过，正常的卫气具备维持温暖身体、管理汗腺开闭的功能。一旦人体感受寒邪，阻闭人体的卫气，使其失去正常温暖的身体功能，卫气不能温暖身体，就如同人体的供热系统不能持续给人体供热，此时患者就会感觉到怕冷。由于是人体内部不能自我温暖了，患者的寒冷是从内向外的寒冷，乃至穿厚衣、抱暖气也不能缓解。同时因为卫气具备管理汗孔开阖的功能，所以，患者虽然身体发热，但是身体没有出汗。正如《伤寒论》所描述，怕冷，恶寒的感觉不会因为加盖衣被，甚至烤火而缓解。皮肤干燥没有出汗，这是感受寒邪典型的临床表现。

剧烈咽痛，寒邪凝滞

在北京 2022 年大寒节气前后的流行病中，出现了被称之为"刀片嗓"的咽痛，让患者痛苦不堪。为什么会出现剧烈地咽痛呢？

我们从临床观察发现，有两种情况可以理解。一种咽痛患者多无口干渴或咽干的表现，查看咽部也多表现为色暗不肿，与《伤寒论》所论少阴咽痛，寒邪直中阴经，而咽喉骤痛，不肿不渴的表现一致。《注解伤寒论》指出："少阴之脉，循喉咙，寒气客之，必发咽痛。"少阴肾经之脉循行于咽喉，当寒邪毒疫突破人体的防御，可以由表直接侵犯与太阳经相表里的少阴肾经，终于咽喉则咽痛，寒凝则气血阻滞，不通则痛，表现为严重的咽痛，痛如刀割。这种情况，临床多采用甘草干姜汤、半夏散及汤、麻黄附子细辛汤等温热辛散的方药，以温散寒邪，温化寒痰。这也表明本病之咽痛多为寒邪凝滞于咽部所致。

另一种咽痛，是患者在发热过程中，反复应用发汗解热镇痛类药，身体出汗过多，消耗人体肺胃津液，患者体质燥热，寒邪入里化热，进一步消耗人体阴液，导致患者咽喉失养，出现疼痛。这时我们观察咽后壁，就会发现咽部红肿充血，甚至伴有白色脓点，此时与外感热邪所致的咽部红肿类似，临床治疗常用甘草汤、桔梗汤、蓝芩口服液、养阴润肺膏等清热养阴方。可见，辨证仍是治疗本病的关键。

附方

甘草干姜汤

炙甘草 12 克，干姜 6 克。

以水 3 碗，煮出 1 碗半，分 2 次温服。

半夏散及汤

半夏、桂枝、炙甘草，各等份。

捣碎混匀，用米汤和服，约 1 克，也可取 2 克，1 碗水煮开后放入，煮数分钟，凉后小口慢慢吞咽。

甘草汤

生甘草 6 克。

以水 2 碗，煮取 1 碗，分 2 次温服。

桔梗汤

桔梗 3 克，生甘草 6 克。

以水 3 碗，煮取 1 碗，分 2 次温服。

长咳不止，毛先受邪

感染后期，咳嗽是常见和多发症状。《素问·咳论》对咳嗽的发病机制早已作了详细论述："皮毛者，肺之合也，皮毛先受邪气，邪气以从其合也；其寒饮食入胃，从肺脉上注于肺，则肺寒，肺寒则外内合邪，因而客之，则为肺咳。"《伤寒六书》又云："肺主气，肺为邪所乘，气逆而不下也，故令咳嗽。"就是说，皮毛与肺是相配合的，皮毛感受了外邪，邪气就会通过经脉而影响到肺脏；或吃了寒冷的饮食，寒气也会由胃循着经脉上行于肺，导致肺寒，或者二者同时发生，既受外寒又贪凉饮冷，内外的寒邪相结合，停留于肺脏，从而成为肺咳。

肺为娇嫩之脏，在外与皮毛相合，且开窍于鼻，通过呼吸、皮毛与外界直接或间接相通，故外邪入侵，无论从口鼻还是从皮毛，均容易侵犯肺而致病。尤其在冬季，大寒之前的长江以北地区，寒邪或风寒之邪为主气，易于内入侵于肺，使肺气的出入升降失常（即中医所说的宣发、肃降功能）而出现咳嗽。在此次北京COVID-19大流行中，还经常见到本来咳嗽已经明显好转，但因没有注意，食凉饮冷而复发的患者，说明"寒饮食……上注于肺"是导致咳嗽的重要病因之一。因此，无论是普通风寒感冒，还是此次的寒疫外感，依照禁食寒食、冷饮，温食暖饮的原则非常重要。

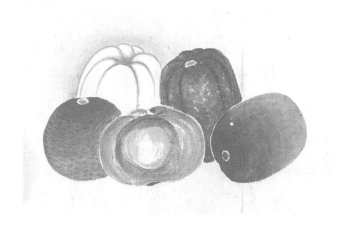

外感伤寒，呕不能食

人体足太阳膀胱经，主一身之表，当风寒之气，侵袭人体，首先侵犯的是太阳膀胱经，其次是少阳胆经和阳明胃经等。人与邪气进行激烈的对抗时，人体会调动自身正气，全力抗邪。这时，人体的消化系统，就会处于休息状态，人体就会出现食欲差，不想吃东西的症状。

当人体正气不足、邪气亢盛或治不得法时，疾病进一步进展，便会出现外邪由表入里的情况，即由太阳膀胱经转入少阳胆经或阳明胃经等，进而影响相应消化道的功能。正如《伤寒论》所曰："伤寒一日，太阳受之。脉若静者，为不传；颇欲吐，若躁烦，脉数急者，为传也。"

人体少阳胆气的主要生理功能是贮藏和排泄胆汁，主决断，具有促进饮食物消化吸收和调节情志的作用。当少阳胆经被外邪侵袭，由经入腑，必然会影响胆的功能，其协助胃肠消化饮食物的功能下降，脾不升胃不降而出现食欲不振，不想吃饭，甚至恶心呕吐的症状，尤其是脾胃素弱的患者更易发生。《伤寒论注》曰："少阳脉循胸胁，邪入其经故苦满，胆气不舒故默默，木邪犯土故不欲饮食。"《伤寒论》曰："本太阳病不解，转入少阳者，胁下硬满，干呕不能食，往来寒热，尚未吐下，脉沉紧者，与小柴胡汤。"因此，当患者出现口苦，不想吃饭，常常烦躁、呕吐这种情况时，可以使用疏解少阳气机的小柴胡汤加减治疗。

在疾病康复的早期，不想吃饭，如果勉强饮食，常常会导致疾病反复。正如《伤寒论》第398条"病人脉已解，而日暮微烦。以病新差，人强与谷，脾胃气尚弱，不能消谷，故令微烦。损谷则愈"。人体伤寒而导致发热的过程，是人体与疾病抗争的过程，也是人体正气消耗的过程。即使在疾病恢复以后，患者的脾胃功能依然处于虚弱状态，人体的消化能力还没有完全恢复，如因过早勉强进食导致疾病反复，则需要减少饮食的摄入。简单地讲，疾病初愈后，脾胃消化能力差，应以少量容易消化的饮食为佳。

附方

小柴胡汤

柴胡 24 克，黄芩 9 克，党参 9 克，炙甘草 9 克，半夏 9 克，生姜 12 克，大枣（掰开，去核）4 枚。

以水 6 碗，煮取 3 碗，分 3 次温服。

主动出击，处理变症

除了发热、恶寒、咽痛、咳嗽等主症外，在本病的发生发展过程中还会出现各种不同的兼症，尤其在急性期之后，不同的患者会在一个时期存在一些症状。这些症状的存在，严重影响患者的工作、生活及学习。因此，对这些症状进行关注、积极治疗具有重要的意义，这也是能否彻底治愈本病的关键。

乏力怎么办

乏力是临床常见的症状，表现为易疲劳，劳动耐力下降，甚而动则气短、汗出，是COVID-19患者的常见症状，其原因主要有以下几种。

气阴两虚：患者感染新型冠状病毒后，因治疗不及时，或者治疗方案不当，会导致发热持续时间比较长，发热3天以上，甚至2周至1个月。发热过程是个巨大体能消耗的过程，常会导致人体耗气伤阴，产生气阴两虚证。临床表现除乏力，还可见口干、气短、心悸、汗出等症状，治疗以气阴两虚辨证为主，可以参考应用小柴胡汤、炙甘草汤、生脉饮等加减。

湿邪外受：湿邪伤人，常因环境潮湿，伴随寒邪或者风邪而侵袭人体。湿为阴邪，易伤脾胃肌肉。《素问·生气通天论》曰："因于湿，首如裹，大筋缭短，小筋弛长，缭短为拘，弛长为痿。"《素问·太阴阳明论》曰："伤于湿者，下先受之。"也就是说，如果伤于湿，则头沉重昏胀，就像有物裹着头一样的感觉，也可导致患者全身的乏力沉重感。湿邪最容易伤及人体下肢，下肢痿软无力沉重症状更为多见。根据其症状不同，可选用不同的中药方剂。如患者伴有发热，下午加重，无汗，周身关节痛，可以选用麻黄杏仁薏苡甘草汤；如无汗，周身困痛沉重，身体浮肿，以上半身为主，用麻黄加术汤；如时自汗出，关节痛，恶风喜欢多穿衣物保暖，同时伴有身重，或者小便不利等，可以选用防己黄芪汤；如果下肢软弱无力，以下肢水肿为主，舌苔黄腻，可选用四妙丸等。

脾胃气虚：患者多因既往脾胃虚弱、久病卧床伤及脾胃，或者服用药物不当伤及脾胃等。临床多见于易疲劳、乏力、纳差、便溏的脾胃虚弱患者。这类患者一旦感受外邪，阳气就会进一步被损伤，乏力更为明显，甚至休息时即可出现乏力，稍微活动则有气短、汗出的症状。寒、湿均为阴邪，易伤人体的阳气，病邪重或发病时间较长，导致气虚而出现乏力，此时多伴有恶寒、四肢沉重等寒湿致病的症状表现。这类患者治疗以健脾益气为主，可用四君子汤、补中益气汤等，如为寒湿所致，则应配合祛寒除湿之方剂，如理中汤、藿香正气丸等。

附方

麻黄杏仁薏苡甘草汤

麻黄 1.5 克，炙甘草 3 克，薏苡仁 1.5 克，杏仁 0.75 克。

上药捣碎，水 1 碗，煎煮到水量减少约五分之一，温服。

防己黄芪汤

防己 12 克，黄芪 15 克，炙甘草 6 克，白术 9 克，大枣（掰开，去核）3 枚，生姜 4 片。水煎服，服后微汗出。

麻黄加术汤

麻黄汤，加苍术 12 克。

四君子汤

人参、白术、茯苓、炙甘草，各 9 克。

补中益气汤

黄芪 30 克，炙甘草 5 克，生甘草 5 克，人参 10 克，当归 10 克，橘皮 6 克，升麻 3 克，柴胡 3 克，白术 10 克。

水煎，食后服，每日 3 次。现有中成药补中益气丸可备选，丸药不及汤药。

炙甘草汤

炙甘草 12 克，生姜 9 克，人参 6 克，生地黄 48 克，桂枝 9 克，阿胶 6 克，麦冬 10 克，麻仁 10 克，大枣（掰开，去核）6 枚。

水煎服，开锅后文火煎煮 40～60 分钟，能饮酒者，可适当加入黄酒 50 克，去滓，加入阿胶烊化，分 3 次服。

生脉散

人参 10 克，麦冬 15 克，五味子 6 克。

1 剂煎 3 次，一天内服完。（原法：长流水煎，不拘时服。）

出汗多怎么办

出汗异常是 COVID-19 的常见症状，尤其是急性期过后更为常见。最直接原因，还是寒邪伤了人体卫气，卫气功能紊乱，对皮肤汗孔开阖的功能受到影响，导致出汗过多。根据出汗的时间不同，可分为以白天出汗为主的自汗；以夜间出汗为主，醒后汗出停止或明显减少的盗汗；不定时，阵发性出汗的阵汗三种。总的原因可以概括为阴争于内，阳扰于外，魄汗未藏，人体阴阳失去平衡，卫气散乱于外，营血争盛于内，则汗出不止。中医临床常常有以下辨证治疗。

营卫失和：我们可以简单地把营理解成阴血，把卫理解为阳气，营与卫的功能调和，特别是卫气功能正常，可以使皮肤汗孔开阖正常。当外感邪气或其他病因，导致营气和卫气不和谐，就会出现患者汗出异常。临床可见患者身上总是有汗，湿漉漉的，或者一阵阵地出汗，但是患者常伴有怕风、怕冷，不管是冬天还是夏天，身上穿着比常人多的衣物，此时治疗以桂枝汤为主，来调和营卫，就可以把汗止住。

阳气亏虚：这类患者，既往身体表现为阳气不足，或者治疗不当，损伤了人体阳气，导致人体阳气亏虚，人体的体表失于固摄，营阴外泄而导致汗出。患者临床表现可以见到特别典型的怕风或者怕寒，手脚常常冰凉，治疗可以针对患者疾病特点，选用玉屏风散、桂枝加附子汤、四逆汤等益气温阳方，阳气足了，汗就可以固住。正如《素问·生气通天论》所说"凡阴阳之要，阳密乃固"。

气阴两虚：这类患者，一般是因为病程比较长，或者体质比较弱，或者长期饮食营养不够形成气阴两虚状态。气虚时，气不能固摄汗液则汗出外泄，阴虚内热，则身体不能凝敛汗液而逼迫汗液外泄，临床中常常可见患者伴有乏力、困倦、口干等症状，治疗可以对症选用炙甘草汤或生脉饮加减治疗，如果伴有腰膝酸软，手足心热，为肾阴不足，阴虚火旺，可选知柏地黄丸、大补阴丸等。

阳热内盛：这类患者，一般是因为患者素体阳盛，外邪入里化热，热盛于里，逼迫人体津液外出。临床可见患者身体燥热、大汗、口渴，喜欢饮很多水，人体烦躁不安，大便秘结或者干硬不畅，可对症选用白虎汤或白虎加人参汤等来治疗。如果患者还有恶心、想呕吐、或干咳，可选用竹叶石膏汤等。

附方

桂枝汤

桂枝 9 克，芍药 9 克，炙甘草 6 克，大枣

（掰开，去核）3 枚，生姜 9 克。

水煎，分 3 次服用，注意服药期间避风寒，添加衣物保暖，药后可吃热粥以助药力，待周身微微汗出就停服。

桂枝加附子汤

桂枝汤，加炮附子 6 克。

四逆汤

炮附子 9 克，干姜 5 克，炙甘草 6 克。

以水 6 碗，煎出 2 碗，分 2～3 次温服。

玉屏风散（颗粒）

黄芪 9 克，防风 9 克，白术 18 克。

散剂最佳，现有中成药玉屏风颗粒，每次 3 克，每日服 2 次。

白虎汤

生石膏 48 克，知母 18 克，炙甘草 6 克，粳米 20 克（可用山药代替）。

水煎至米熟，温服，每日服 3 次。

白虎加人参汤

白虎汤，加人参 9 克。

煎服法同白虎汤。

竹叶石膏汤

竹叶 15 克，石膏 48 克，半夏 9 克，麦冬 15 克，人参 6 克，炙甘草 6 克，粳米 20 克（可用山药代替）。

5 碗水先煮前 6 味药，煮出 3 碗，去滓加入米，再煮至米熟取汁，日 3 服。

心悸怎么办

心悸是一种自我的异常感觉，自觉心跳、心慌，外感病之后很多患者会出现，正如《伤寒论》所描述的"心动悸""心下悸，欲得按"等，感觉到心跳，甚至心跳都要跳出来，需要用手按住。为什么会发生心悸呢？

中医学认为，心脏主血脉和藏神。心脏的功能正常，离不开心气旺盛、血液充盈以及脉道滑利，三者任何一方出现问题均可导致心悸甚或心痛的发生。北京本次COVID-19大流行的主要致病因素为寒邪，寒为阴邪，易伤阳气，尤其是素体阳气不足的患者更易受伤。感受寒邪，患者发热、长期入睡困难，伤神气，就会影响心神导致失眠。有的患者因为看到周边流行病严重，身边亲朋好友受到伤害，或者担心自己的病情，内心受到惊吓，也会产生心悸。这类患者常常伴惊恐，夜寐不安，梦多等症状，可选用桂枝加龙骨牡蛎汤等方。血汗同源，出汗过多，也会伤及心阳，导致心悸，表现为心下跳动明显，似乎要跳出来而需要用手去按住，这时用桂枝甘草汤温补耗散之心阳。还有因为脾胃虚弱，气化不利，身体产生水饮，扰动心脏而导致心悸的，如伴有头晕目眩，胸满，咳嗽气短，后背凉，则可以选用苓桂术甘汤温阳化饮来安神定悸。如患者素体阳热，寒邪还可入里化热而损伤心脏阴血或气阴两伤，此时可用炙甘草汤、生脉饮加减。以上情况，都可以针刺大陵、神门、内关三穴，口服心脑宁胶囊或者心可舒片，可以达到很好的养血活血、安神定悸的治疗效果。

临床中，我们采取毫针针刺大陵、内关、神门平补平泻治疗，每周1～2次，多数患者针刺1次，就可以取得非常显著的疗效。

附方

桂枝甘草汤

桂枝 12 克，炙甘草 6 克。

以水 3 碗，煮取 1 碗，一次服。

苓桂术甘汤

茯苓 12 克，桂枝 9 克，炙甘草 6 克，白术 6 克。

以水 6 碗，煮取 3 碗，分 3 次温服。

桂枝加龙骨牡蛎汤

桂枝汤，加龙骨、牡蛎各 9 克。

以水 7 碗，煮取 3 碗，分 3 次温服。

失眠怎么办

失眠，简单地理解，就是心神或受到外

邪干扰，或失于阳气的温养、或失于阴血的滋养，不能回到心脏房舍，导致人难以入睡，失眠在外感病后患者中常见。

当人体初感寒邪，卫气与寒邪争于体表，阳气不能潜入体内营阴，患者身体不适，包括头痛、身痛、腰痛、咽痛等症状，常常会影响我们的休息，甚至会彻夜难以入睡，这种情况比较常见。另外，寒邪入里，如损伤心脏的阳气，心神失于心阳的温养，或寒邪入里化热，邪热内扰心神，或损伤阴血，心神失于濡养，均可导致心神不宁而发生失眠。

但在此次 COVID-19 大流行中，我们也发现，有些患者是以失眠开始的，一两天后才出现恶寒、发热、体痛、关节痛、咽痛等外感症状。这是因为一方面，患者本身对流行病过度担心，心神被扰，导致人体卫气耗散；另一方面，失眠而导致免疫力差，感染病邪。

《伤寒论》和《金匮要略》中用于治疗阳虚失眠的方药较多，可根据伴随症状进行选用：如伴手足凉可用甘草干姜汤；伴心悸、烦躁的可用桂枝甘草龙骨牡蛎汤；烦躁更为明显，坐卧不安的可用桂枝去芍药加蜀漆龙骨牡蛎救逆汤；欲睡不睡，四肢欠温，畏寒可用四逆汤及其类方；伴四肢欠温沉重，或有肢体浮肿，小便不利可用真武汤等；治疗邪热内扰，心悸心烦不能安卧失眠的，则可选用黄连阿胶汤，以治热邪扰心之失眠；栀子豉汤治虚烦，难以入睡；竹叶石膏汤治伴口干、虚烦、多汗、乏力之失眠等；治疗阴血亏，虚热内扰失眠的有百合地黄汤及其类方；气阴两虚失眠则可用炙甘草汤等。

临床中失眠患者，我们采取毫针针刺百会、内关、神门平补平泻治疗，每周1～2次，多数患者针刺1次，就可以取得非常显著的疗效。

附方

桂枝甘草龙骨牡蛎汤

桂枝 3 克，炙甘草 6 克，龙骨 6 克，牡蛎 6 克。

6 杯水，煎煮 3 杯，分 3 次温服

桂枝去芍药加蜀漆龙骨牡蛎救逆汤

桂枝 9 克，生姜 9 克，炙甘草 6 克，大枣（掰开，去核）3 枚，牡蛎 15 克，龙骨 12 克，蜀漆（可用胆南星代替）9 克。

水煎服，分 2 次温服。

真武汤

茯苓 9 克，生姜 9 克，芍药 9 克，白术 6 克，炮附子 9 克。

以水 8 杯，煮取 3 杯，分 3 次温服。

黄连阿胶汤

黄连 12 克，黄芩 3 克，阿胶 9 克，芍药 3 克，鸡子黄 2 枚。

以水 5 杯，先煮黄连、黄芩和芍药，煮取 2 杯，去滓，将阿胶放入小火慢慢烊化，再将鸡子黄搅入，分 3 次温服。

栀子豉汤

栀子 9 克，淡豆豉 15 克。

水煎，以水 6 杯先煮栀子，开锅 10 分钟后加入淡豆豉，煮取 2 杯，分 2 次温服。

百合地黄汤

百合 30 克，干地黄 20 克（鲜地黄汁 20 克最佳）。

以水 8 杯先煎百合，煮取 4 杯，纳入干地黄再煎，煮取 2 杯，分 2 次温服。

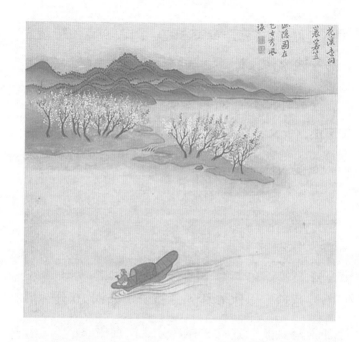

畏寒怕冷怎么办

身体怕冷，但是可以通过添加衣物或烤火取暖来缓解，中医称之为"畏寒"。中医讲"阳气者，若天与日"，就是说，人体的阳气好比太阳一样，太阳出来就会暖洋洋，太阳落山或阳光不足就会感觉到阴冷。如果人体阳气充足，其温煦作用才能正常发挥，我们也就不会怕冷；如果阳气不足，其温煦功能下降，也就会感觉到怕冷。

畏寒与恶寒不同，畏寒可通过加衣盖被来减轻，而恶寒即使加衣盖被、烤火也不能缓解。原因是畏寒是自身阳气亏虚，尤其是体表的卫气亏虚，不足以温暖身体，所以可以通过加衣盖被，烤火取暖来补充人体阳气来缓解。而恶寒则是外感寒邪，卫气外出抗邪，失去温煦身体的作用所致，所以加衣盖被，抱火取暖不能改善。

北京冬季这次 COVID-19 大流行主要为寒邪所致。寒为阴邪，是冬季的主气，最易损伤的是人体的阳气，尤其素体阳气不足之人更易被寒邪所伤。阳气被损伤，温煦机体的作用降低，导致机体产热不足和脏腑功能活动减退，进而出现怕冷，畏寒。在治疗上，根据具体症状，应选用具有温阳功能的方药。若出冷汗，畏寒可用桂枝汤、桂枝加附子汤；四肢怕冷，白天烦躁，夜里安静可用干姜附子汤；畏寒而伴下肢水肿，或头晕，或腹痛，或泄泻可用真武汤；畏寒，四肢冷，可用四逆汤等。

附方

干姜附子汤

干姜 3 克，附子 6 克。

以水 3 碗，煮取 1 碗，一次服完。

咳泡沫痰怎么办

这一波 COVID-19 大流行，好多患者讲，怎么自己咳嗽的痰，和吹泡泡一样，痰是白色泡沫痰。患者还常感觉后背冷，像背着一块冰一样。中医讲"心下有痰饮，背寒如掌大"。患者这个表现，说明体表感受寒邪，体内脾胃消化不良，导致存痰的状态。这一次COVID-19大流行，我们在抖音发布了一则"泡沫痰"的科普，有1000万的阅读量，说明有好多患者与之产生共鸣。

我们知道，痰是由肺和气道排出的病理性黏液。中医学认为，"脾为生痰之源，肺为储痰之器"，也就是说，痰液的生成、排泄与脾胃肺的功能相关。脾胃从饮食物中消化吸收的营养物质（津液精微）输至肺脏，再通过肺的宣发肃降、通调水道的功能，将这些物质布散于全身以营养五脏六腑、四肢百骸。一方面如脾胃功能异常，营养物质就会变成痰湿水饮，阻塞肺脏气道；另一方面，如肺受外邪侵袭，肺的输布功能受损，脾上输于肺的营养物质也会变成痰饮，阻塞气道。

无论是外寒犯肺，还是外寒与内寒相合，最终表现为咳吐清稀泡沫痰。当临床症状有恶寒、背寒、咳吐清稀痰，有的伴有恶心、呕吐时，说明患者为寒邪束表，内有停饮，可用小青龙汤解表化痰。如果患者没有明显外感症状，身体没有怕冷、发热，可直接用苓甘五味姜辛夏汤健脾温化痰饮。还有一种特殊情况，就是患者体质偏于气阴两虚，又以阴虚为主，平时就爱上火，喜欢多喝水，其气虚使得津液不得输布，聚而为饮，阴虚燥热，煎熬津液，而形成质黏的泡沫痰。如果伴有咽喉部干燥不利，时伴恶心、舌质干、光红无苔或少苔，此时需用益气养阴的麦门冬汤治疗。

附方

小青龙汤

麻黄 12 克，桂枝 9 克，芍药 9 克，干姜 9 克，细辛 6 克，半夏 12 克，五味子 6 克，炙甘草 6 克。

以水 10 杯，先煮麻黄，去上面浮沫，再放入其他药同煮，煮取 3 杯，分 3 次温服。

苓甘五味姜辛夏汤

茯苓 12 克，甘草 6 克，细辛 6 克，干姜 6 克，半夏 12 克，五味子 6 克。

以水 8 杯，煮取 3 杯，分 3 次温服。

麦门冬汤

麦冬 60 克，半夏 9 克，人参 9 克，甘草 6 克，粳米 20 克，大枣（掰开，去核）3 枚。

以水 6 碗，煮取 3 碗，分 3 次温服。

腹泻怎么办

外感病后，许多患者大便次数增多，泻下稀薄，甚至如水样。在临床中无论是传染性较强的病毒性感冒，还是普通感冒，均有可能发生腹泻，还可伴有恶心、呕吐，这时，称之为胃肠型感冒。北方此次所发生的时行感冒就是由风寒之邪或寒湿之邪所致，或者过食寒凉的清热解毒的药物所致，在其发生、发展的不同阶段均可有腹泻的发生，部分患者还伴有恶心、呕吐。

通过临床观察，发现腹泻的患者主要有以下几个方面的因素。

寒邪直接进入体内，伤及脾胃：中医称为直中，就是外界寒冷邪气通过肌表，直接袭击人体脾胃。这种情况多发生于素体脾胃阳气不足，脾胃虚寒的患者，因其体质寒凉，所以平时喜欢吃温热的饮食，稍微吃生冷食物就容易发生腹胀或腹泻，外界受点凉风也容易发生腹痛、大便稀溏，甚至腹泻或水样泻等症状，治疗可以选附子理中汤（丸）温阳健脾、散寒止泻。

疾病失治，寒邪入里，正气渐亏，损伤脾胃：主要是因为治疗不及时，或者感受寒邪较重，正气与病邪斗争迁延日久，正气逐渐虚弱而邪气渐渐入里，伤及脾胃，导致脾胃运化失常，产生大便稀溏，治疗可以选用参苓白术散健脾化湿止泻。

误治引邪入里，损伤脾胃：此次COVID-19大流行中，因误治而导致疾病发生变化的情况较为常见，多是选药不当所致。最为常见的是将伤寒当作温病治疗。感受寒邪，本应该用热药来散寒，却使用清热解毒的药物，如双黄连口服液或者连花清瘟胶囊等。服药后，体温也许也能降下来，但会出现寒凉损伤脾胃的情况，其中腹泻最为常见，还可伴有胃脘痛、纳差、腹痛等症状。《伤寒论》曰："太阳病，外证未除，而数下之，遂协热而利，利下不止，心下痞硬，表里不解者，桂枝人参汤主之。"

风寒入里化热，大肠湿热：当人体感受风寒之邪，没有得到及时有效的治疗，患者体质素来阳气旺盛，寒邪可以入里化热，与胃肠内积食痰湿互结成为湿热，蕴结大肠，湿热下迫。患者可有大便稀溏臭秽，黏滞不畅，伴有口苦、多汗、腹痛、喘咳等症，如《伤寒论》所述："太阳病，桂枝证，医反下之，利遂不止，脉促者，表未解也，喘而汗出，葛根黄连黄芩汤主之。"

附方

理中汤（丸）

党参、炙甘草、干姜、白术各9克。

以水8杯，煮取3杯，分3次温服。也可选用中成药理中丸，但丸药不如汤药作用好。

参苓白术散

党参12克，茯苓12克，白扁豆9克，炙甘草12克，白术12克，山药12克，莲子6克，薏苡仁6克，砂仁6克，桔梗6克，大枣（掰开，去核）3枚。

水煎，分3次服。现有中成药参苓白术丸，也可以选用。

桂枝人参汤

理中汤，加桂枝12克，炙甘草变成12克，余药均为 9 克。

煎服法同理中汤。

葛根芩连汤

葛根 24 克，炙甘草 6 克，黄芩 9 克，黄连 9 克。

以水 8 杯，先煮葛根 10 分钟，再放入其他药同煮，煮取 2 杯，分 2 次温服。

咳嗽怎么办

咳嗽是人体自我防御的一种反射动作，可通过咳嗽把肺内代谢产物或异物排出体外，而剧烈地、频繁地咳嗽可能造成心肺负担，损伤气道咯血，甚至还会造成气胸等。其中有一种咳嗽，被称为感冒后或感染后咳嗽，即呼吸系统感染急性期后的症状，如发热、恶寒、体痛、关节痛等消失后，咳嗽仍长时间的存在，这极大影响了工作和休息。这种咳嗽主要表现为干咳，或咳少许白色黏液痰，且患者无相关慢性呼吸系统疾病，胸片检查也无明显异常。感冒后咳嗽在COVID-19患者中非常常见，根据临床反馈，常见导致咳嗽的原因有以下几种。

余邪未清，肺气失宣：急性感染症状虽然消失了，但风寒之邪并没有完全从体内排出，主要原因在于治疗不彻底或服用了不恰当的药物，没能将风寒之邪完全排出体外。余邪未清，停留于肺，导致患者咳嗽。例如，在疾病早期，应该用解表的药，而误用通下的药，表邪未解，肺气不宣，根据患者情况来辨证论治。可选桂枝加厚朴杏子汤或者厚朴麻黄汤。正如《伤寒论》所讲："太阳病，下之微喘者，表未解故也，桂枝加厚朴杏子汤主之。"用解表宣肺的方法来治疗。

肺气虚寒，痰饮内停：由于饮食不当，或者脾胃虚弱，或者治疗不及时，损伤肺气，肺气虚寒，津液停聚于肺形成痰饮，肺气宣发肃降失常，气道不畅而咳嗽。一般选择小青龙汤、苓甘五味姜辛汤等，温化寒饮止咳。《金匮要略》中还详细地记载了因用小青龙汤后咳嗽反复的调治经验，"冲气即低，而反更咳、胸满者，用桂苓五味甘草汤，去桂，加干姜、细辛，以治其咳满"。

　　阴虚肺热，气逆不降：这一部分患者，多是素体阴虚，或者长期劳累熬夜，本次感受寒邪后入里化热，热气上冲引起肺气不降而咳嗽。此类咳嗽的特点一般是咳嗽痰少，质黏或者无痰，咽喉不利，常有阻塞感，口干喜欢多喝水，但是依然口渴。正如《金匮要略》所论："火逆上气，咽喉不利，止逆下气者，麦门冬汤主之。"

痰气互结，肝郁肺闭：这类患者常常伴有情绪不畅，肝郁气滞的状态。咳嗽常多伴低热、口苦，恶心，入睡难或半夜醒、大便稀溏等症状。肝为木脏，肺为金脏，金克木，当外寒入里犯肺，肺气受损，肝木反过来侮肺，肝郁肺闭，肺气失宣而咳嗽。肝胆主子、丑时，也就是凌晨23点至第二天的3点，所以这类患者的咳嗽，多以夜间咳嗽为多，常因咳嗽而影响睡眠。治疗多以柴胡剂为主，如以小柴胡汤、柴胡桂枝干姜汤等加减，以疏肝肃肺止嗽。

附方

桂枝加厚朴杏子汤

桂枝汤，加厚朴6克，杏仁9克。

煎服法同桂枝汤。

柴胡桂枝干姜汤

柴胡 24 克，桂枝 9 克，干姜 6 克，黄芩 9 克，天花粉 12 克，牡蛎 9 克，炙甘草 6 克。

以水 6 杯，煮取 3 杯，分 3 次温服。

长期低热怎么办

发热有高有低，体温达 37.5～38.4℃，被称之为低热。在感染后的一些患者中，急性症状基本消失，但会间断持续出现低热，有些患者进行各项检查后也不能明确具体的发热原因，有些伴有病毒性肺炎症状，常规治疗效果不明显。这个时候，中医治疗常会产生非常满意的疗效。从中医角度来看，低热常见以下 3 个方面的原因。

表里失和：这类患者在这次疫情中非常多见，一般是感染新型冠状病毒后，由于体质虚弱，感染的余毒没有被清理彻底，患者常出现反复的低热。正如《伤寒论》中所讲"血弱，气尽，腠理开，邪气因入，与正气相搏，结于胁下。正邪分争，往来寒热，休作有时，嘿嘿不欲饮食，脏腑相连，其痛必下，邪高痛下，故使呕也，小柴胡汤主之"。患者正气不足，邪气居于半表半里之间。寒热往来，若正气战胜邪气，则患者出现热象，若邪气战胜正气，则患者出现寒象。患者常忽冷忽热，寒热交替，可伴有口苦、眩晕、恶心、呕吐、胸胁满闷等症状，中医治疗以小柴胡汤为主，疏肝健脾，益气养血，和解少阳，患者常1～3天体温恢复正常，疗效卓著。

营卫失和：这类患者在这次COVID-19大流行中也非常多见，一般是感染新型冠状病毒后，由于体质虚弱，导致营卫失和状态。患者常会出现怕风，身体皮肤潮潮的有汗，或伴有鼻塞、低热。中医治疗以桂枝汤及其加减方为主。患者的低热、怕风、多汗这一类问题，现代医学没有好的办法，中医药治疗是一项非常好的选择。

表邪未解：这类患者在 COVID-19 大流行中也不少见，一般是感染新型冠状病毒后，患者治法失宜或病久迁延，大部分病邪已去，但是祛除病邪不彻底，仍有少许风寒之气留滞于皮毛，影响身体的营卫功能而发生低热。这类患者，一般体温不太高，处于低热状态，伴有皮疹、皮肤瘙痒等邪热郁表的症状。怕冷明显，身体无汗，伴有发热，表气不虚的，还可以用麻黄汤来解表散寒退热。《伤寒论》曰："太阳病，得之八九日，如疟状，发热恶寒，热多寒少，其人不呕，清便欲自可，一日二三度发。脉微缓者，为欲愈也；脉微而恶寒者，此阴阳俱虚，不可更发汗、更下、更吐也；面色反有热色者，未欲解也，以其不能得小汗出，身必痒，宜桂枝麻黄各半汤。"除桂枝麻黄各半汤外，还有桂枝二麻黄一汤、桂枝二越婢一汤等方，来调和营卫，宣肺解表，以退余热。

附方

桂枝麻黄各半汤

桂枝汤与麻黄汤剂量各半。

桂枝二麻黄一汤

2 份桂枝汤与 1 份麻黄汤合用。

桂枝二越婢一汤

2 份桂枝汤与 1 份越婢汤（越婢汤：麻黄18 克，石膏 24 克，生姜 9 克，大枣 3 枚，甘草6 克）相合。

总之，中医的理法方药，有着丰富的内容，帮助我们解读和理解病毒侵袭后身体发生的变化，找到有效的药物，化解身体遗留下来的伤痛，构筑自身的免疫力，勇敢面对未来！

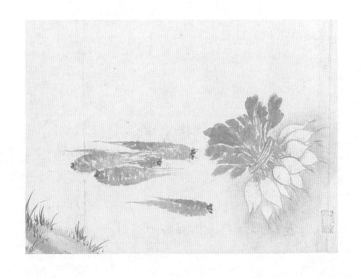

辨别寒热，合理选药

COVID-19 大流行已成为历史，未来生活，还要勇敢面对。现在到了一个新时期，我们进入了一个人人防护的时代，应对未来可能发生的不确定，每个人都成为抗击病邪链条上重要的一环。中医药作为居家防护的有效工具，在发病后，面对家里储备的诸多药品，能尽快找到适合自己的药物，自己给自己开一张简单的处方。

临床开药，称为"处方"。对于"方"，我的理解是给治疗以方向。方向的对错，决定了治疗的效果和预后。感受寒邪，应该给予热药，感受热邪，应该给予寒药。处方如同我们生活中乘车，例如在北京的北四环要去故宫，需要选向南进市中心的车，好不容易等到了一辆车，如果坐上了向北的车，就会离目标越走越远，南辕北辙。治病，也是这个道理，只有在治疗中选对了方向，才会有满意的治疗结果。

应对外感类疾病，关键是如何鉴别选用风

寒药、风热药，以及不同药物的最佳适应证，大家应该作为生活的基本常识来了解。

当我们出现感冒症状时，到底应该清热，还是祛寒？是要吃连花清瘟胶囊，还是小柴胡颗粒？是选感冒清热冲剂，还是银翘解毒丸？

发热，头痛，嗓子痛，咳嗽，浑身难受，面对不同的症状，到底该吃什么药？还没生病的时候，如何更好地预防，消除焦虑？应该怎样做，才能在患外感病之后减轻不适感？

中医更多是一门临床学问，是来解决临床问题、解决生活中的困难的。特别是在流行病背景下，治疗感冒发热，这是中医临床的强项和优势。当我们出现感冒症状时，要根据病因的特点，选择相应的药物，关键要辨别感冒的寒热属性。

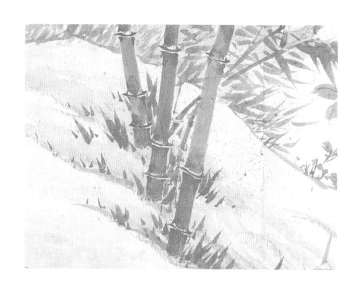

风寒风热，如何辨别

当我们出现外感症状时，需要先辨别导致疾病的原因是风寒还是风热，不能匆忙地找出储备的抗病毒的中成药，草率服用。如果药不对症，是不会有效果的。例如，脾胃虚寒、阳气不足的人，就不适合吃连花清瘟，吃了会适得其反，还有可能会拉肚子，但是内热蕴里的患者，服用连花清瘟就会取得好的疗效。因此，选药应当对症，我们要看得懂说明书。特别是风寒感冒、风热感冒，要辨别清楚。

辨寒热是核心，是治疗外感疾病的关键。辨别的要点，我们概括为"二问"和"二看"。

一问：怕不怕冷。怕冷明显，主动找被子盖，蜷缩在被窝里，多为感受寒邪，宜选用祛寒解表药，如感冒清热颗粒、荆防颗粒，有条件的可以煎煮麻黄汤，川芎茶调颗粒也适合。怕冷不明显，甚至怕热，多为感受热邪，宜首选清热解毒药，如连花清瘟胶囊、金花清感胶囊。

二问：口干不干。口干、口渴，喝很多水，多有热，宜选用清热解表药。口不干、不渴，不喜欢饮水，多有寒，宜选用祛寒解表药。

一看：分泌物（鼻涕、咳痰）。鼻涕、咳痰黄厚，分泌物色黄，多有热，宜选用清热解表药。鼻涕、咳痰清稀，色白，多有寒，宜选用祛寒解表药。

二看：咽峡。咽峡红赤充血，嗓子干痛，多有热，宜选用清热解表药。咽峡淡红，多有寒，宜选用祛寒解表药。

表寒证与表热证的鉴别

	恶寒	口渴	汗	咽痛	痰质	舌脉	用药
表寒证	重	轻/无	无汗	无	轻稀	薄白苔脉浮紧	祛寒解表
表热证	轻	渴	少/有	有	黄厚	苔薄黄脉浮数	清热解表

风寒感冒与风热感冒的鉴别治疗

	治疗方法	汤药	常用中成药
风寒感冒	祛寒解表	麻黄汤、小青龙汤、荆防败毒散	感冒清热颗粒、荆防颗粒、表实感冒颗粒、川芎茶调颗粒、通宣理肺丸
风热感冒	清热解表	银翘散、麻杏石甘汤、桑菊饮	银翘解毒丸（片、颗粒）、金花清感颗粒、连花清瘟胶囊、抗病毒口服液、柴银口服液、板蓝根颗粒、清热解毒口服液、桑菊感冒冲剂

感冒，中医一般分为风寒、风热、暑湿、气虚，诊断要点如下表。

四类感冒诊断要点

	风寒	风热	暑湿	气虚
寒热	发热、恶寒	身热、微恶风	身热、微恶风	发热、恶寒较甚
汗	无汗	汗出不畅	汗少	无汗
头部感受	头痛	头胀痛	头昏胀痛	
身体感受	身痛、腰痛、骨节痛		心烦、胸闷、恶心、肢体酸痛	倦怠乏力
咽喉口部	无咽喉肿痛，口渴轻或不渴	咽喉肿痛，咽燥口渴	口黏腻，口渴但饮水不多	
咳嗽	咳嗽	咳嗽	咳嗽	咳嗽、咯痰无力
分泌物	痰清稀色白	痰黏黄厚，鼻流浊涕	痰黏，鼻流浊涕	
舌苔	薄白苔	舌苔薄白或微黄	舌苔薄黄腻	舌苔淡白
脉	脉浮数	脉浮数	脉濡数	脉浮无力

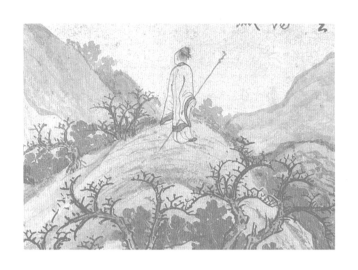

风寒感冒的用药

麻黄汤

【中医解读】辛温解表是风寒感冒的治法。对风寒感冒很实用，能够很好地解决发热、头痛、腰痛、身痛、骨节痛。2022 年末，笔者接诊了大量发热患者包括新型冠状病毒抗原阳性患者，用麻黄汤治疗效果好。其共同点：高热，体温 38～40℃，怕冷、无汗，周身肌肉酸痛。

【治疗关键词】怕冷、无汗、身痛、高热。

【组成】生麻黄 9 克，桂枝 6 克，杏仁 6 克，炙甘草 6 克。1 剂即可退热，而且不易反复。

【注意事项】这是治疗药，不是预防药，没有症状不宜预防性使用，应该是备而不用。有症状，请在医师指导下使用。另，老人和孩子需要减量。

小青龙汤

【中医解读】本方特征是祛寒化饮。适合咳白色泡沫痰，兼有后背寒、干呕的患者。

感冒清热冲剂

【中医解读】中成药，临床上多用同仁堂的感冒清热冲剂，具有解表（疏解肌表，促使发汗，解除表证）之功能。如果解表的力量不够，可以配点生姜、葱白、香菜，让身体出汗（身

体无汗的时候见汗，就可以退热）。如果鼻塞、
流鼻涕，还可以选通宣理肺丸、荆防败毒散。

风热感冒的用药

银翘散

【中医解读】辛凉解表是风热感冒的治法，
方剂首选银翘散，中成药可以选银翘解毒颗粒
（片、丸）。

麻杏石甘汤

【中医解读】麻杏石甘汤是汉朝《伤寒杂病
论》的方子。现在最流行的中成药，连花清瘟胶
囊，就是麻杏石甘汤的改方。中医药管理局推荐
的金花清感胶囊，也是以麻杏石甘汤为底方。

【治疗关键词】轻微怕冷，身体有汗，发
热，可以是高热，伴有咽痛、咽干、口渴、咳

嗽、喘、痰黄，涕浊等。

【组成】生麻黄 9 克，生石膏 30 克，杏仁 6 克，炙甘草 6 克。

【注意事项】这是治疗药，不是预防药，没有症状不宜预防性服用，应该是备而不用。有症状，请在医师指导下使用。另，老人和孩子需要减量。

暑湿感冒的用药

清暑益气丸

【中医解读】暑湿感冒，用清暑祛湿解表法，暑湿感冒的症状，可参考上文的表格：四类感冒诊断要点。患者被炎热的太阳暴晒，身体感受暑热邪气，可以服用清暑益气丸，也可以吃西瓜，喝西瓜翠衣煮的水，或者多喝一些温开水、淡盐水，补充体液。

藿香正气口服液（胶囊、丸）

【中医解读】一般这个药物适合患者在夏天过度贪凉、饮冷，或者吹空调多了，身体感受寒湿之邪气时服用。胃肠道功能不调的时候，患者多有胸闷、恶心、口黏腻、腹胀、便溏等不适，建议服用藿香正气类药物。

气虚感冒的用药

参苏饮加减

【中医解读】气虚感冒的症状，可参考上文表格：四类感冒诊断要点。患者体质弱、或者有常年的基础病，这时用参苏饮加减。感冒后期，身体虚弱，乏力明显的时候也可以用本方。

玉屏风颗粒

【中医解读】这个处方，用于患者身体比

较弱，特别是患者的体表卫气虚弱，一活动就爱出汗，还有点怕风，这时可以用它来益气固表，健脾祛风，该处方宣散的力量比较弱。

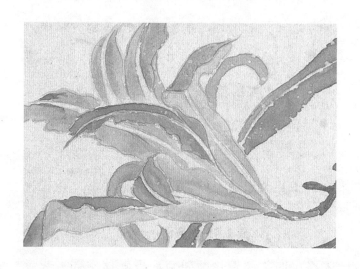

选中成药，对症为先

中医用药，一定要对症，才能发挥作用。所以，我们要把自己的症状感受描述清楚，陈述准确，对着药物的说明书，选好药、用好药。

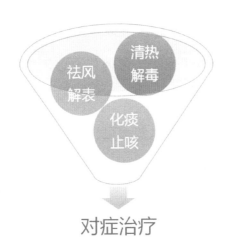

祛风
解表

清热
解毒

化痰
止咳

对症治疗

下面是笔者多年的临床体验，把常用的感冒中成药，简易、浅明地做以介绍，让我们在治病过程中，根据自己的症状，会选药、选对药。

1. 感冒清热冲剂

【药物组成】荆芥穗、防风、紫苏叶、白芷、柴胡、薄荷、葛根、桔梗、芦根、苦地丁、苦杏仁。

【用法简介】该药整体药性偏温，但方中还有芦根、苦地丁、苦杏仁，总体是以风寒为主，兼有风热。它属于广谱的感冒药，外感类疾病无论风寒、风热都可以吃。当我们辨别不清症状是风寒还是风热，可以先吃点感冒清热冲剂，配合多喝些热水，吃药后身体能潮潮出汗，就能使病邪伴随出汗从表而解。这个处方确实有效。

2. 荆防颗粒

【药物组成】荆芥、防风、羌活、独活、川芎、柴胡、前胡、桔梗、茯苓、枳壳、甘草。

【用法简介】该药以祛风散寒为主，应用于风寒外感的患者。特别是在外感期间，患者出现身上痛，包括肌肉痛、腰痛、关节痛，身体怕冷无汗，应用荆防颗粒来治疗，疗效确切。

3. 表实感冒颗粒

【药物组成】麻黄、桂枝、防风、白芷、紫苏叶、葛根、生姜、陈皮、桔梗、苦杏仁（炒）、甘草。

【用法简介】该药仅治风寒外感。功效是发汗解表，祛风散寒。它的主要适应证是怕冷、无汗、头项痛、鼻流清涕、痰清稀色白。

【中医解读】该药是我们说的麻黄汤，但是它加了一点其他的祛风药（可能因为方中麻黄用量小）。麻黄汤就是麻黄、桂枝、杏仁、甘草，很简单直白，短平快，单刀直入一下就能解决问题。

4. 桂枝合剂

【药物组成】桂枝、白芍、生姜、大枣、甘草。

【用法简介】这是临床上特别常见的桂枝汤的成药。适用的症状是，表气不固，汗出后，身上湿漉漉的，还特别怕风。

【中医解读】老年人体虚感冒，伴有鼻塞、恶心、头痛、发热、汗出恶风，就是该药的适应证。这在临床上非常普遍，但大多数人因为对中医了解不够，没有机会用这个药。

5. 都梁软胶囊

【药物组成】白芷（黄酒浸蒸）、川芎。

【用法简介】白芷、川芎是治头痛的。很多人感冒伴有明显的头痛，伴有怕风，就用都梁软胶囊。

【中医解读】如果找不到都梁软胶囊，川芎茶调散（颗粒）也可以。

6.九味羌活丸

【药物组成】羌活、防风、苍术、细辛、川芎、白芷、黄芩、地黄、甘草。

【用法简介】该药针对头痛、后背痛、肢节痛。我们看药物组成，祛风散寒的力量比较多，还加了清火凉血药黄芩、地黄，平衡处方的燥性。

【中医解读】该药也是用来疏风解热，散寒除湿的，用于外感风寒夹湿所致的感冒，多伴有身体怕冷、发热、无汗、头痛、身体酸痛等症状。

7.桑菊感冒片

【药物组成】桑叶、菊花、薄荷素油、苦杏仁、桔梗、连翘、芦根、甘草。

【用法简介】该药成分有桑叶、菊花，在秋

季，天气干燥的时候用最好。如果冬季有点风热外感，症见嗓子干、口干，想喝水，稍微有点咳嗽，也可以用。

8. 银翘解毒丸

【药物组成】金银花、连翘、薄荷、荆芥、淡豆豉、牛蒡子、桔梗、淡竹叶、甘草。

【用法简介】常用于春天，天气温和，感受风热邪气。患者症见咽喉痛、咽峡充血、口干、鼻子呼热气时可以用。

9. 板蓝根冲剂

【药物组成】板蓝根。

【用法简介】临床中常用的中成药，清热利咽，治疗嗓子痛可以用。但是其药性偏寒，如果患者脾胃不好，怕冷，爱拉肚子，不建议吃。

10. 蓝芩口服液

【药物组成】板蓝根、黄芩、栀子、黄柏、胖大海。

【用法简介】该药也比较多见，用于风热外感。我们看它的成分，主要是治疗急性咽炎，症见咽痛、咽干、咽部灼热的时候可以用。嗓子痛，后期的嗓子干，也可以用。

【中医解读】临床中，很多家长因为辅导孩子着急上火、说话不自觉就声音大了，话说得多，把嗓子用坏了，嗓子痛，这时候可以服用蓝芩口服液、板蓝根颗粒。

11. 双黄连口服液

【药物组成】金银花、黄芩、连翘。

【用法简介】治疗风热外感，患者症见发热、嗓子痛、咽痛时服用。

12. 清开灵颗粒

【药物组成】胆酸、猪去氧胆酸、黄芩苷、水牛角、金银花、栀子、板蓝根、珍珠母。

【用法简介】清开灵，最初源于安宫牛黄的底方。当容易急躁的人或人体内有火，特别烦躁，意识状态不稳时，用清开灵颗粒，可以清热燥湿、镇静安神。患者烦躁、高热不退时，也可服用此药。

13. 清热解毒口服液

【药物组成】金银花、连翘、知母、石膏、黄芩、栀子、甜地丁、龙胆、板蓝根、麦冬、地黄、玄参。

【用法简介】该药用于热性感冒，分泌物较黄，嗓子较痛，口较干。方中有麦冬、地黄、玄参三味药，可以养阴润咽，嗓子特别干的时候用效果最佳。

14. 连花清瘟胶囊

【药物组成】连翘、金银花、炙麻黄、炒苦杏仁、石膏、板蓝根、贯众、鱼腥草、薄荷脑、广藿香、大黄、红景天、甘草。

【用法简介】该药很出名，但我们要注意，如果是单纯的感冒头痛，用感冒冲剂比它效果好。但是如果有胃热，大便干结，口中有热气，身痛、头痛，既有表实证又有里热证的时候，可以用连花清瘟胶囊。

【中医解读】该药一部分人觉得它好，另一部分人觉得不好。从中医学角度，该药对疫毒外感，偏于风热邪气外感的病症，患者体质又偏于体实燥热的状态，用了有效，但也有很多人用了无效。因为它制成了一个成品，宣传得多，而且疫毒概念又深入人心，所以在

COVID-19 大流行期间，体质壮实的人，感受风热邪气，用了效果就好，而体质虚弱，感受风寒邪气，用后效果就不好。其实药效取决于辨证是否准确，用对了，才能治病，用错了，只能是南辕北辙。盲目用药，不研究病症，这是废医存药的弊端。

15. 金花清感颗粒

【药物组成】金银花、石膏、蜜麻黄、炒苦杏仁、黄芩、连翘、浙贝母、知母、牛蒡子、青蒿、薄荷、甘草。

【用法简介】该药具有疏风宣肺，清热解毒的功效。中医辨证属风热犯肺证者，症见发热，头痛，全身酸痛，咽痛，咳嗽，恶风或恶寒，鼻塞流涕，舌质红，舌苔薄黄，脉数者可用。

【中医解读】该药辨证关键是患者要有发热、口渴、咽痛、怕冷不明显等属于风热表证的症状。风热外感的患者，无论甲型流感，还是 COVID-19，都可以选用这个药物。很多人说，中医怎么老是那一套，没有创新。这是不对的。我们运用中医辨证论治的基本原则制订的治疗方案，总会因时、因地、因人而变化。现代医学对疾病的认知也总在变，这是因为他们所研究的病毒也在不停的演变。

16. 芎菊上清丸

【药物组成】菊花、川芎、连翘、薄荷、炒蔓荆子、黄芩、栀子、黄连、羌活、藁本、防风、白芷、荆芥穗、桔梗、甘草。

【用法简介】该药一般治疗风热上攻，患者伴有鼻塞、鼻涕黄厚浊，舌红，头两侧痛、前额头痛、牙痛等症，皆可选用该药。

17. 小柴胡颗粒

【药物组成】柴胡、姜半夏、黄芩、党参、甘草、生姜、大枣。

【用法简介】小柴胡颗粒针对感冒后期体质虚弱的患者，症见胃肠道不适、口苦、低热、寒热往来（一会儿冷、一会儿热）、胸胁苦满、食欲不振（不想吃饭）、心烦喜呕（总是爱吐）、口干口苦等。患者出现这些症状时，小柴胡颗粒是特别适合的。感染新型冠状病毒后期，许多患者低热，也可以选用该药。

【中医解读】该药是非常好的药，临床中要重视起来。因此，除了感冒颗粒，家里还要备点小柴胡颗粒。

18. 柴银口服液

【药物组成】柴胡、金银花、黄芩、葛根、

荆芥、青蒿、连翘、桔梗、苦杏仁、薄荷、鱼腥草。

【用法简介】我们看该药的成分，寒热都有，整体偏于清热解毒，治疗嗓子痛，有寒有热，伴有低热时疗效佳。现在孩子体质偏燥的，伴有低热、咽痛可以用。如果体质偏寒，面色白，怕冷，爱拉肚子，一般不适用，也不推荐。

19. 藿香正气水

【药物组成】藿香、紫苏叶、白芷、厚朴、大腹皮、法半夏、陈皮、白术、茯苓、桔梗、生姜、大枣、甘草。

【用法简介】一般暑天用，用于暑湿外感，寒湿困脾。多数患者是热天贪凉饮冷，内伤脾胃，导致恶心，腹泻。在冬季，外面特别寒，又潮湿，如果贪凉饮冷，轻微腹泻，大便不成型，不想吃饭，这时可以服用藿香正气水。

20. 保济丸

【药物组成】藿香、苍术、白芷、化橘红、厚朴、菊花、蒺藜、钩藤、薄荷、茯苓、薏苡仁、广东神曲、稻芽、木香、葛根、天花粉。

【用法简介】保济丸的用法跟藿香正气水类似，也是化湿的，一般在暑天用。

21. 参苏丸

【药物组成】紫苏叶、葛根、前胡、半夏、桔梗、陈皮、枳壳、党参、茯苓、木香、甘草。

【用法简介】用于身体虚弱、感受风寒所致的感冒。体虚感冒，包括老年人、体质弱的人、长期卧床的人，都可以用。

22. 玉屏风冲剂

【药物组成】黄芪、白术（炒）、防风。

【用法简介】一般用于体质虚弱、怕风、身上有汗、伴有气短、容易感冒，脸黄黄的患者。体质弱的人用它可以提高免疫力，平日家里可以备用。

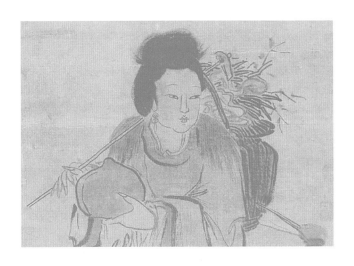

卫气避风，君子免疫

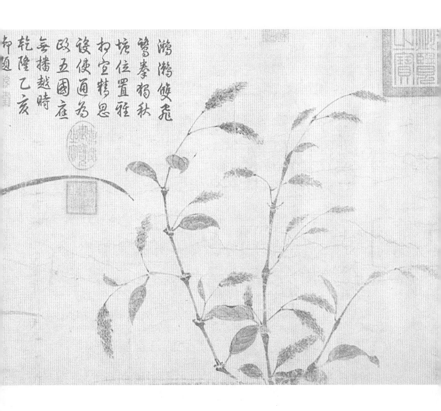

瀟瀟雙忝
鸞拳稠秋
培位置程
初宣精恩
後使通為
政五圖在
每播越時
乾隆乙亥
御題

天生天杀，道之理也

中医学认为，正气就是免疫力，那究竟是什么"偷走"了我们的免疫力，让病毒如此猖獗，席卷了全球呢？

《黄帝阴符经》曰："天生天杀，道之理也。天地，万物之盗。万物，人之盗。人，万物之盗。三盗既宜，三才既安。"什么意思呢？就是天创造了万物，地又让万物生长，同时又让这些万事万物有生有灭，是天地从万物中反夺；世间有万物，人就会见景生情，恣情纵欲，同时耗散神气，幼而壮，壮而老，老而死，是万物从人当中反夺；人作为万物之灵，万物虽能盗人之灵气，但是人又食用万物的精华，借万物之气生长，这也就是人从万物当中反夺。注重修养的大修行人，能夺万物之气为我所用，又能因万物盗我之气而盗之，与此同时，因天地盗万物之气而盗之，三盗归于一盗，杀中有生，天地、万物和人在反夺中都得到了各自的好处，所以人与天地相互平衡，并行而不相悖，才会如此的和谐安定。保持相互平衡，那么就会道气长存，万物不能屈从，造化不能有所拘束，而这也正是"盗"的秘密。有一时之功，记得务必要不先不后，不将不迎，不可太过，也不可不及。唯有这样做才能够让我们身体有强大的抵抗力和免疫力！

"天生天杀，道之理也"，我们理解就是，天生万物，又使万物走向消亡，这是事物发展的自然规律。宇宙中的万物都是由生到死往复循环。从个体生命来看，没有一个不是从出生到死亡的过程，这就是天生天杀。但是从整个物种来说，那还是循环往复地发展，人通过生命繁衍，一代一代地发展，野草是在"野火烧不尽，春风吹又生"中产生，大地在冬天的休眠中，带入来年春天的勃勃生机。人没有夜晚的休息，没有细胞的死亡和成长过程，就没有来日的精力旺盛。所以事物都是在生死往复的循环中发展，我们必须明白事物发展的自然规律，这就是道之理也。

"天地，万物之盗；万物，人之盗；人，万物之盗。三盗既宜，三才既安。"我们理解为，万事万物吸收、利用了天地之精华，才得以生化成长，但最终却难逃一死，归于天地，所以称"天地，万物之盗"。当人过度沉溺于万物之中，如《素问·上古天真论》所描述，"以酒为浆，以妄为常，醉以入房，以欲竭其精，以耗散其真，不知持满，不时御神，务快其心，逆于生乐，起居无节，故半百而衰也"。人沉溺于酒色名利之中，也就是万物盗取了人的精神，消耗了人的气血，乃至生命力，最终导致人过早衰老甚至因病而亡，这也就是"万物，人之盗"。但是人能驾驭、利用、享受世间万事万物之精华，世间的万事万物都为人所用，所以说"人，万物之盗"。

只有人与天地、万物和谐相处，取之有节，用之有度，相互为宜，才能安然。《素问·上古天真论》所描述的安然状态："法于阴阳，和于术数，食饮有节，起居有常，不妄作劳，故能形与神俱，而尽终其天年，度百岁乃去。"人人都可以当个百岁健康老人，享受此生！

避风如箭，邪不能害

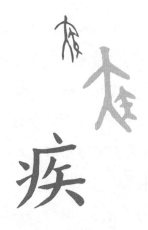

　　我们先认识一下"疾"和"病"的联系和区别。"疾"字，在最早的甲骨文中，是由表示人的"大"和表示箭的"矢"组成。所描绘的是一只箭正好射中一个人的腋下，即一个人被箭射伤的情形。古代多战争，人多因中"矢"而生疾，因此古人以"疾"表示"箭伤"。到汉朝后，"疾"中的"人"形换成"疒"字作为形符，指患者靠在床上的样子，表示因"箭伤"

或其他"外伤"产生的病痛，此后延续应用至今，现在多用来指外来的致病因素。而"病"字始见于战国，其"丙"字读音，丙代表南方，和心相关联。因此"病"常常指因为人体内在的精神紊乱，而产生的病痛。可见疾、病两个字，有外感和内伤的区别。一般情况下疾比较轻，病比较重，所以常说身患重病，而很少说身患重疾。

俗语有句话："神仙也怕脑后风"。脑后有风池、风府和风最相关的穴位，受风后风也最容易从这里侵入人体。中医学认为，风邪侵人，无孔不入，表里内外均可遍及，还可以侵害不同的脏腑组织，可以发生多种病证。风邪还常常与寒、湿、热等其他外邪侵犯人体，从而形成外感风寒、风湿、风热等证。《素问·骨空论》曰："风者，百病之始也。"《素问·风论》曰："风者，百病之长也。"

因此，日常生活中，规避外来风邪的侵袭，特别重要。《灵枢·九宫八风》曰："谨候虚风而避之，故圣人曰避虚邪之道，如避矢石然，邪弗能害，此之谓也。"在民间谚语中也讲："避风如避箭。"意思是躲避风邪要像躲避利箭一样，就可以避免疾病对人的伤害。生活中大家要避免被空调、电扇、窗前、路口等处的风直接吹袭，特别是当人的汗孔、毛窍打开时，人又处于疲劳或虚弱状态，这时被风邪吹及人体，其他外邪亦会伴随风气乘虚而入，引起外感诸症，包括现代医学所诊断的细菌感染、病毒感染等。只有我们躲避外来的风邪，像躲避外来的羽箭一样，才能更好地规避外来邪气的伤害。

临床中我们见到好多感染后的患者，虽然穿着厚厚的衣服，但是还特别怕风，多是人体感受风邪后，皮肤毛窍被风邪打开了，不再坚固和致密，才会出现汗出、恶风等症状。桂枝汤和玉屏风散两个方子，是专门用来调整人体营卫气血的。只有气血充足，营卫调和，人体才能更好地适应外界环境中的风气，改善人体怕风的状态。

在炎热的夏天，同样有患者感染风寒之邪，原因是在许多公共场合，都有空调冷气的开放。

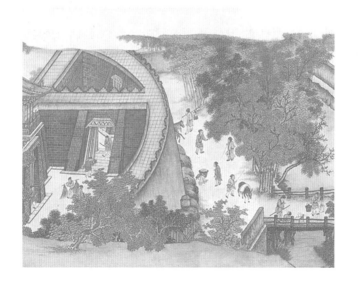

君子周密，卫气防寒

人体能在变化的自然环境中健康的生存，与人体的卫气发挥正常功能分不开。卫气的功能，不仅仅是温暖全身，调控皮肤毛孔开阖和汗液排泄，最关键点，是防御外邪入侵。《灵枢·本脏》曰："卫气者，所以温分肉，充皮肤，肥腠理，司开阖者也。"所以，防寒保暖，保护卫气的功能，尤为重要。当环境中的寒气冷冽，人体的卫气不能抵御，人体多病。寒冷是冬季的主要特点，其他季节若气温骤降、涉水淋雨、汗出当风、空调过凉，亦常为感受寒邪的重要原因。这一波被感染的患者中，许多人都很注意病毒的防护，如戴手套，接触的物品用酒精消毒，面部戴 N95 口罩和防护屏，甚至穿防护服，但还是有感染的，说明我们的防护还是有漏洞。通过患者的症状反馈和我们的有效治疗，说明患者的确感受的是寒邪，伤害的是卫气。关键在于人体自身卫气的天然屏障，被外界的风寒之气侵袭，破坏，才会导致病毒入侵，产生后续的诸多变症。

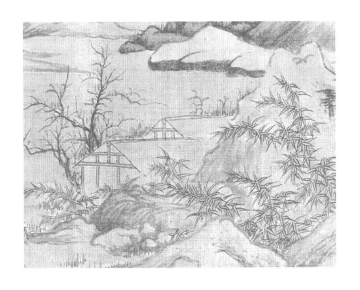

冬天的寒冷之气无处不在，而房间里的温暖让人们常常麻痹大意。《素问·六元正纪大论》曰："民避寒邪，君子周密。"《素问·脉要精微论》曰："冬日在骨，蛰虫周密，君子居室。"古人主张在冬天，房间要密闭，要谨慎地规避寒邪。当代人居住的房间有很好的供暖设备，密闭性佳，但是当人们出门取快递、外出倒垃圾、户外抽烟解闷、开窗透气的时候，人们的皮肤汗腺常常是打开的。尽管人们暴露在外面环境中的时间很短暂，但是寒邪由风邪开道，就会在这个时候，裹挟着环境中的病毒，悄悄地侵袭你的身体。身体感觉到一种刺骨的寒意时，感染也就在这一瞬间发生。中医把这些致病因素称为"虚邪贼风"，意思就是病邪就像小偷一样，乘人不备，在你身体虚弱的时候，把健康偷走了。《黄帝内经》强调："虚邪贼风，避之有时。"冬天寒冷，特别是在开窗换气时、出门外出时，重点要做好防寒保暖！

还有一种情况也比较多见，一些年轻人，仰仗自己的身体好，没有把冬天的寒气当回事儿。也可以说对自然没有敬畏之心，为了漂亮和省事，常常在寒冬穿着单衣，甚至穿着半截袖、穿着小短裙，穿梭于室内和室外之间。虽然年轻人的身体阳气充足，暴露在寒冷环境中的时间短暂，但是由于外界的寒邪凛冽，它会毫不留情地伤害身体。寒邪和病毒感染人，同样也就在那一瞬间。这一波的感染，很好地说明了这个问题。不重视防寒的年轻人，感染就在寒风吹透身体的那一瞬间。感受寒邪的表现，最明显的特征就是身体疼痛，包括头痛、身痛、腰痛、肌肉痛、关节痛。而且感受的寒邪越重，身体就会感觉越痛。穿暖衣，吃热饭的人相对感染的就少，即使感染后，疼痛症状也不重。

保护好自己的卫气，规避好外界的寒冷，是冬季防疫的关键，不仅冬天需要注意，在其他季节，也是预防其他未知病毒感染的关键。记得在 2020 年的冬天，我们单位组织文艺汇演，有一个科室的主任，带领大家参加表演。那天她穿得表演衣服有些单薄，从汽车里走到演出地点，路过医院外科楼时，她自觉一阵冷风吹透了身体，一下子就感觉身体寒气入骨。到了演出地，又在场外候场等待了半个多小时，当时就感觉有点不舒服，等演出一结束，到家她就病倒了。突发高热，体温39℃，还伴有身体寒冷，手脚冰凉，全身紧绷着痛。当时除外新型冠状病毒感染，诊断为普通病毒性感冒。但服用泰诺林仅能维持10小时左右，反复高热3天，最后就诊中医，我们辨证后，依旧用祛风散寒的基础方麻黄汤，患者当天下午服药，晚上体温就恢复正常了，第二天就恢复了正常工作。3天后随访，患者体温始终正常，未再发热。

动静养阳，劳逸平衡

身体平素虚弱，或者外感病后，导致身体虚弱，畏寒怕冷。这种情况，如何使身体的体力慢慢恢复，合理的运动和休息，把握好运动和休息的尺度，处理好劳逸平衡状态，是身体自我强壮的关键。

《素问·阴阳应象大论》曰："壮火之气衰，少火之气壮。壮火食气，气食少火。壮火散气，少火生气。"此处"壮火"，指人体新陈代谢的亢盛状态；"少火"，指人体新陈代谢的平衡状态。这句话对于指导运动的意义在于：当人体新陈代谢持续处于亢盛、激烈状态时，可以消耗、耗散人体的能量；而当人体新陈代谢持续处于温和、平稳的状态时，则可以激发、补益人体的能量。

运动的尺度，好比熬药，需要分清大火和

小火。小火慢炖，补益身体。意思是温和、平稳的运动状态，宛如熬药之小火慢炖，不但可以把药煮透，药性充分释放，而且汤汁多数保存在药锅中。比作炖肉更加形象，小火慢炖，肉炖烂了，锅里还有汤。

亢盛、激烈的运动状态，宛如熬药之大火快炖，不但药煮不透，药性得不到充分释放，而且汤汁也多数被消耗。亦如炖肉更加形象，大火快炖，肉没炖烂，锅里汤熬没了。当然，如若运动没有发热，只是散散步，伸展躯体，身体好比没有"起火"的状态，有益身体的新陈代谢没有被激活，对身体补益作用也不明显。宛如煮药，没有加热，药是药，水是水，药效没有被激发出来，就不会有任何效果。

在运动中，需要注意调整运动的强度，当身体微微发热，潮潮见汗时对身体最有补益。当身体因运动导致大热、大汗，则阳气耗、津液脱，对身体是消耗。《素问·举痛论》曰："炅则腠理开，荣卫通，汗大泄，故气泄。"

久卧伤气，久坐伤肉

运动和休息，是两个重要的生命体征状态。运动后适当的休息，有利于恢复体能，保持旺盛的新陈代谢状态。但是如果过度休息，身体反而会虚弱。《素问·宣明五气》曰："久卧伤气。"我们在临床也发现许多患者，由于生病，被迫居家卧床，如果卧床超过两周，身体就会明显虚弱，出现少气乏力，甚至步履艰难，气喘吁吁，大汗淋漓的气虚状态，这正是"久卧伤气"的验证。《素问·宣明五气》还曰："久坐伤肉。"我们亦在临床中发现，长期伏案而坐的患者，肌肉多松弛无力。中医学认为脾主消化、脾主四肢、脾主肌肉，久坐患者，新陈代谢低下，常会出现以脾胃消化功能减退的病症，表现为纳差、胃胀、腹胀、腹泻、便溏等。因此，卧不可久，卧起有常，应四时昼夜。坐不可久，坐立有度，以行走相调。

总之，在日常生活中，做到劳逸结合，使每日保持温和、平稳的运动，合理适度的休息，有利于我们身体保持持久的健康状态。我们建议，大家可以根据自己现有的条件，选择一项温和平稳并且可以坚持的，具备"补益"身体的运动，如骑单车、慢跑、快走、游泳、太极拳、八段锦、形意拳等。这些运动方式适宜多数人，可以补益气血强身健体。外感病后，要避免剧烈对抗、消耗性运动，如足球、篮球、马拉松、羽毛球等。当然，如果您年龄在 40 岁以下，在剧烈运动后，睡一觉，体力恢复如初，这些运动也是可以的。

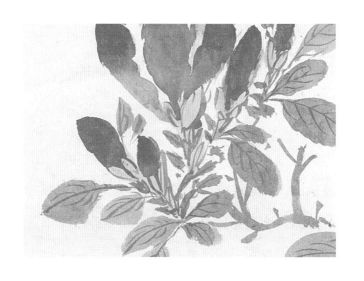

体虚发热，饮食有节

发热过程，合理营养，中医有讲究。客观地看，多数人在高热的情况下，是没有胃口的，吃什么东西也吃不下。一般情况下，中医主张在发热的时候，不勉强饮食，甚至可以不食，因为消化食物也需要消耗能量。让身体稍微饥饿一些，休息胃肠道，可以集中精力对付外邪入侵。中医学认为急性外感类发热疾病，是一个短时间就可以解决的问题，一般在 1～2 天就应该能解决，所以稍微饿 1～2 天，不会导致身体的营养缺乏，也不会影响身体的健康。因为身体是有储备功能的，包括糖原、蛋白质及脂肪，都是人体的贮能物质。《红楼梦》描述贾府人疗愈时病外感的多年经验，就是常常饿一两天，等待疾病自愈。

体虚发热，热粥最益。当身体虚弱再患感染性疾病时，现在医学会给患者静脉补充些以葡萄糖为主的营养物质。而汉朝的医圣张仲景在《伤寒论》中，建议让外感疾病的这类患者吃完药以后，还要喝热粥，来补助身体能量。中医认为，气来源于水谷精微，在某种程度上，喝粥等于补气，因此，体弱而发热的患者，在发热期间饮热米粥最佳，补气最快。身体虚弱的人，要喝小米粥上面的米油，有利于快速补充人体的阳气，发汗解表，帮助祛除人体的寒气，清除病毒，这种方法非常有利于疾病快速康复。

在临床中，内分泌医生常常建议糖尿病患者少喝粥？为什么，原因是糖尿病患者喝完粥，很快就会被人体吸收，分解成葡萄糖，没有被转化成糖原储备起来，从而加重人体血糖的负荷。而体虚感冒的患者，由于和疾病斗争，需要消耗大量的血糖，需要快速补充血中的葡萄糖，补充能量，振奋元气，发汗解表，有利于疾病的快速康复。与单纯喝热水相比，喝粥要好得多，不但能补充液体，还可以快速补充能量。

体虚感冒的患者，笔者主张在发热期间，喝热粥帮助身体发汗祛邪。而身体强壮的患者，卫气充足，不须借助喝热粥，就可以轻松地发汗解表。此时需要做的，就是静养身体，保持身体空腹状态，减少胃肠道的能量消耗，适当补充水分，等待疾病康复。

发热类疾病刚刚好转，还要禁忌勉强进食以及过早地吃肉食。勉强地吃过多食物或者肉类食物，都容易导致疾病反复，还会让发热类疾病迁延不愈。《素问·热论》曰："热病已愈，时有所遗者何也？岐伯曰：诸遗者，热甚而强食之，故有所遗也。若此者，皆病已衰而热有所藏，因其谷气相薄，两热相合，故有所遗也……病热当何禁之？岐伯曰：病热少愈，食肉则复，多食则遗，此其禁也。"《伤寒论》398 条讲，"病人脉已解，而日暮微烦。以病新差，人强与谷，脾胃气尚弱，不能消谷，故令微烦；损谷则愈"。可见无论是在《黄帝内经》中，还是在《伤寒论》中，中医经典都强调，在发热过程中，以及发热类疾病初愈后，由于疾病还没有彻底清除，人体的脾胃功能还没有完全恢复，都要避免勉强地进食和过早地食用肉类食物，避免疾病的反复和迁延。

我有位朋友，发热两天，吃了解表退热药很快就痊愈了。但是过了一天就又有些反复，而且咳嗽咳痰，痰色发黄，痰质黏稠。我就问他最近吃了什么，是否吃了肉食？他回答说："听专家说要加强营养，提高免疫力，所以就炖了些牛肉，昨天中午刚吃了不少，晚上还吃了一根海参。"我告诉他中医对于病愈后饮食的注意事项，建议他暂缓滋补，以清淡饮食为好，这些高蛋白、高热量的食物，虽说营养丰富，但是这个阶段食用，容易助火生痰，导致疾病反复。后来患者发热反复也没有调药，他把这些高营养的食物停了，体温也恢复正常了，而且没有再反复。

当然，疾病完全康复以后，食欲恢复，体力恢复，这些好吃的高营养物质还是可以吃的。

化痰排痰，保护气道

新型冠状病毒主要是侵袭人体的肺脏。2020年，在广州的流行病防控专场新闻通气会上，钟南山院士谈及新型冠状病毒感染的病理特点时提到，新型冠状病毒感染有个突出特点：小气道中黏液非常多，黏稠度很高，阻碍气道通畅，因而造成继发感染，以及更加严重的伤害。2020年2月，《法医学杂志》发布了《新型冠状病毒肺炎死亡尸体系统解剖大体观察报告》，发现新型冠状病毒感染主要引起深部气道和肺泡损伤为特征的炎性反应，肺部切面可以看见大量黏稠的分泌物从肺泡内溢出，并可见纤维条索。

这都说明在治疗此类疾病时，化痰排痰，保护气道的重要性。

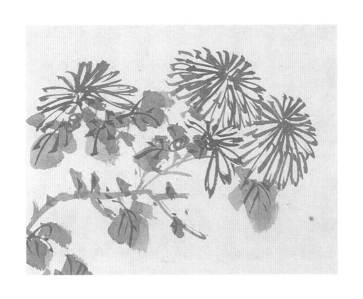

清淡饮食，少生痰饮

脾为生痰之源，肺为贮痰之器。对于呼吸系统疾病，肺部出现的痰，其根源其实在脾胃。《素问·经脉别论》曰："饮入于胃，游溢精气，上输于脾。脾气散精，上归于肺。"当脾胃虚弱，多吃肉食就会不好消化，会把我们食入的饮食变成病理产物，也称作致病因素

"痰饮"。痰饮多，化不开，肺脏又不能及时清理，就会阻塞气道，从而造成继发感染和肺换气功能不全，导致缺氧及更加严重的感染。所以，我们要吃容易消化的食物，吃温暖的食物，保证脾胃良好的消化功能，进而保护好我们的肺脏。民间常说"鱼生痰，肉生火"。中医讲辛辣厚腻的食物容易助痰生火，因此，不主张过早地、勉强地多吃饮食和肉类，就是担心这些不消化的食物，吃进了人体，没有转化成人体需要的营养，反而变成多余的痰饮，阻塞人体的气道。打个比喻，人体产生的痰饮，就如同汽车内部产生的积碳一样，积碳是由发动机的油料未能充分燃烧造成的，客观上也是油变化而生。人体产生的痰，也是人体摄入的营养物质转化不彻底的产物。长期咳嗽咳痰的人，虽然吃得很好，但身体多消瘦。

中医强调，我们补充的营养物质，一定要

脾胃能消化吸收为好。再好的营养品，如果难以被人体消化和吸收，就会成为人体脾胃的负担而生痰化饮，成为人体新的致病因素。《景岳全书·杂证谟·痰饮》曰："盖痰涎之化，本由水谷，使果脾强胃健，如少壮者流，则随食随化，皆成血气，焉得留而为痰？惟其不能尽化，而十留其一二，则一二为痰矣；十留三四，则三四为痰矣；甚至留其七八，则但见血气日削，而痰涎日多矣。"针对肺病患者，这是中医倡导清淡饮食的关键原因。饮食的消化能力，需要伴随疾病的康复，一点点地恢复。我的博士生导师姜良铎教授就鲜明地提出："少食为养，多食为毒。"在疾病初愈的时候，建议患者还是要吃六分饱，清淡饮食。不用担心营养会缺乏。对多数人来说，外感病只是一个短时间的病程，不是长期消耗的慢病。即便针对慢性感染患者的饮食，中医依然倡导要以容易消化的，营养丰富的食物为主，保证摄入的食物能转化为我们需要的营养，要避免不易消化的食物摄入，不但不能营养我们的五脏，反而助湿生痰，阻塞气道。

对于发热的患者，在《伤寒论》中，鲜明的提出，要禁忌吃"生冷、黏滑、肉面、五辛、酒酪、臭恶"等物。意思是避免发热患者喝冷饮，避免吃元宵、粽子、年糕等食物，避免吃荤腥厚味食物，避免吃葱、蒜、韭等五味，避免吃奶制品、避免喝酒，避免吃有恶臭味的东西。这样，能保持身体正气充足，不被不当饮食所干扰，保证正常的、容易吸收的能量补充物质，保证患者正常的胃肠道功能，快速补充人体消耗的能量。

我们需要强调的是，发热患者，由于身体处在高热的状态，口唇、舌体常常会自觉干燥，皮肤燥热，部分患者喜欢喝冷饮。但是从中医讲，喝热水，有利于热自内向外发散，有利于汗出，有利于退热。肺病患者禁忌饮冷水，《素问·脏气法时论》讲肺病"禁寒饮食"，饮食寒凉，会影响肺部的宣发作用，不利于人体发汗解表，不利于退热抗病毒。

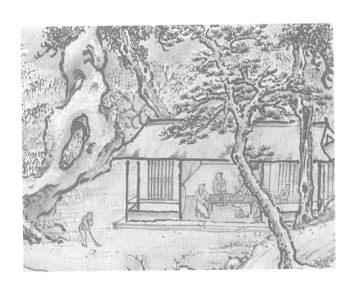

运动按摩，化痰祛饮

适当的运动可以帮助脾胃运化，吸收痰饮，帮助肺脏排痰。中医讲脾主肌肉四肢，运动四肢就可以增强脾胃的运化能力，这时候人摄入的营养物质，就容易被脾胃所转化和吸收，产生的痰液，也容易更好地吸收。外感病后，体力尚弱，不主张剧烈地运动。小量的、舒缓地运动就可以达到培补阳气、健脾化痰的作用。因此，建议大家多练练中国传统的养生功法，如太极拳、八段锦，形神庄、捧气灌顶法等。总之，合理运动是健脾化痰的捷径。

给大家推荐两个健脾胃、补肺气、化痰饮的特效穴位——中脘和丰隆。没事就揉揉，可以健脾补肺化痰，要是有条件做针灸，就更好了。中脘穴和丰隆穴的具体位置，比较易找。

中脘穴：胸骨下端和肚脐连接线中点即为

此穴。

丰隆穴：小腿前外侧，外踝尖上八寸，条口穴外一寸，距胫骨前缘二横指，足阳明胃经的络穴。

这两个穴位是中医化痰非常有效的穴位，特别是对长期卧床的老年患者，局部针刺和艾灸，都有利于帮助老人排痰，甚至可以延迟或者避免患者因为痰堵而行气管切开手术。如果没有艾灸的条件，用热水袋热敷或以手揉按都是有帮助的。

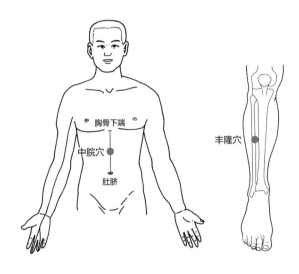

神气充足，邪气难犯

中医学认为，人是形神相依，形神共存的统一体。形体是精神的房舍，精神是形体的主人。一方面，人的精神依赖于形体而存在；另一方面，人的形体也需要精神来调控和驾驭。二者相互依存、相互影响，密不可分。在临床治疗中，只有形神并重，以养形来全神，以调神来安形，形神彼此促进，才能最终达到《素问·上古天真论》所说的"形与神俱，而尽终其天年"的理想状态。在精神和形体二者之间，中医更重视精神，在治病、养生、康复过程中，强调通过精神调摄，促进形体健康。《素问·宝命全形论》曰："一曰治神，二曰知养身。"精神意志对形体有统帅作用，因此通过对精神活动地调节，可以提升人体的健康程度，使病邪难以侵犯人体。正如《灵枢·本脏》曰：

"志意者，所以御精神，收魂魄，适寒温，和喜怒者也……志意和，则精神专直，魂魄不散，悔怒不起，五脏不受邪矣。"

心地清静，正气自足

《素问·生气通天论》曰："苍天之气，清静则志意治，顺之则阳气固，虽有贼邪，弗能害也……失之则内闭九窍，外壅肌肉，卫气散解，此谓自伤，气之削也。"意思是要保持内心的清静。我们的生机、正气来自先天，如果我们的意志清静，则正气就能很好地固护我们的身体，虽然有致病因素，哪怕是非常强大的致病因素，但只要我们能做到内心的清静与从容，病邪也不会伤害我们身体。如果精神躁动，神气失守，就会导致人体的五官九窍闭塞，损耗人体正气，称为自伤。在《素问·阴阳应象大论》曰："其在天为燥，在地为金，在体为皮毛，在脏为肺，在色为白，在音为商，在声为哭，在变动为咳，在窍为鼻，在味为辛，在志为忧。忧伤肺，喜胜忧。"意思是讲，不要忧愁，要放松心态、乐观泰然，这有利于肺脏功能的提升。在生病期间，家人、亲友相互间多关心一下，互相温暖一下，大家必能化险为夷，遇难呈祥。因为冬雪化尽，必是一片春色。

在 2022 年底，我的一位民间儒学老师，78 岁，和大家一样也被感染，当时她身体发热，体温 39℃，但是老人家心态特别健康，让她得以平稳度过。老人家讲，由于当时手头没有药，她就是静静地修养、休息，适当地喝热水，什么药也没有吃，精神很是放松，也不担心，也不害怕，心中常想，忠臣孝子，内有正气，身体发热，是正气抗邪。就这样，发热 2 天后，自行退热，身体完全好了，而且没有任何后遗症。我们仔细考查她内外环境，发现她真是很清净，家中儿子、儿媳、孙女也都很孝顺她，也很尊敬她，她没有像其他老太太有许多牵挂，所以身体很好，得病后康复得也快。

情绪会影响我们免疫力。《素问·生气通天论》曰："清静则肉腠闭拒，虽有大风苛毒，弗之能害。""肉腠"，简单说就是肌肤，"闭拒"，指肌理闭合，防护外邪，"大风苛毒"是指剧烈的感染性疾病，像新型冠状病毒属于"大风苛毒"。这句经典告诉大家，即使有剧烈的感染性疾病，但如果人们心态清净平和，身体的肌肤就会坚固致密，即使非常严苛的疾病，也不能伤害到人。在儒家经典《大学》中也强调如何修身养正气："所谓修身在正其心者，身有所忿懥，则不得其正；有所恐惧，则不得其正；有所好乐，则不得其正；有所忧患，则不得其正。"孟子有"善养吾浩然之气"

之说。

　　如何能保持并且提高自身的免疫力？我们明白一个道理，在日常生活中尽量做到轻松自然，心地清静，身体的免疫力就回强起来。即使面对突发的严厉疾病，我们也要尽可能地做到放松心情，减少不必要的恐慌，才能保持好自身最佳的免疫状态。

精神内守，病安从来

　　《素问·上古天真论》曰："夫上古圣人之教下也，皆谓之虚邪贼风，避之有时，恬惔虚无，真气从之，精神内守，病安从来。"这句话告诉我们，要想正气足，不但要合理规避病邪，还要保持内在从容淡定。生活中我们内心紧张不安时，可以进行良性的自我暗示，口里默念"恬淡虚无，真气从之，精神内守，病安从来"，这样默默地念几遍，就能让我们的精神放松下来，神意收回身体，精神内守身体。当我们的精神能够安定从容地守护住我们的形体，精神对外界没有恐惧、担心、牵挂、愤怒、怨恨时，我们有限的、宝贵的精神就不会被外在的环境所过度消耗，这样人的正气就会内在充实起来，内在的脏腑气血肢体平稳运行，外来的邪气就不会干扰破坏我们内在的生命活动，人们就不会生病。

那么，精神内守的反面，就是精神外放。我们在临床工作中观察到，有老人常常惦记儿孙，父母常常牵挂儿女，这种状态患者精神最容易不自觉地外放，患者常常表现为肺脏功能失调，中医称为忧愁伤肺。老人们不知道，他们惦记儿孙，对儿孙没有确实地帮助，对自己的健康，却有真正地伤害。有些老人，自己生活都不能自理，看病都不能自己就诊，回家都不会坐车，还是爱管儿孙的闲事儿，不但容易伤自己脏腑精神，还让儿女烦恼，这就不好了。老人们要常常想想自己也是从年轻时过来的，哪里希望父母多唠叨呢？如果老人长期如此惦记、牵挂儿孙，不仅消耗自己的精神，还会干扰家人的心情，真是伤人伤己，这一点老年人要特别重视。另外，我们常说的"身外之物"，包括功名利禄、荣辱得失、怨恨恩仇等，此刻都要尽量放下，专心做好自己的份内工作，才算"精神内守"。这样守护好自身健康，也算为大到国家、小到家庭做了贡献。

勇者气行，怯者为病

《素问·经脉别论》曰："人之居处动静勇怯，脉亦为之变乎？岐伯对曰：凡人之惊恐恚劳动静，皆为变也。是以夜行则喘出于肾，淫气病肺。有所堕恐，喘出于肝，淫气害脾。有所惊恐，喘出于肺，淫气伤心。渡水跌仆，喘出于肾与骨。当是之时，勇者气行则已，怯者则着而为病也。"

这段话是讲，当人体受到外界刺激时，或者夜间过度劳作时，或者因为特殊事件而惊恐时，或者遭遇特殊地理气候条件致使摔倒坠堕的时候，都要提起勇气，这样气血就会通畅，疾病就不会附着在身体上。如果内心生了怯意，就如战争时一样，先怕了对方，打起来能取胜的希望也就不会太大。心生怯意，气势就弱了，不是单纯心理层面发生改变，生理上也确实是正气弱了，容易生病。

因此，应对疾病，情绪调整十分重要。这次大流行病感染的人比较多，在一定程度上，是人们内心存在对疾病的担心和恐惧。我们医务工作者，经常接触病毒的人，在科学的防护下，大家内心都没有太多恐惧。但是那些没有医学知识的人，没有中医健康理念的人，还是有不少担心和害怕，身体稍微有点不舒服，内心就会产生巨大的恐惧，这时候也容易放大身体的不舒服。举个例子，我的兄长在家里照顾常年卧床的母亲，对流行病还是有所担心和恐惧，担心母亲染病。有一天晚上，他感觉身体燥热地睡不着。虽然他足不出户，注意消毒，而且我的姐姐已经感染并成功治愈，我也把治疗COVID-19的有效药放在家里，但两天以后兄长还是感染了。感染以后吃了2剂药，身体轻松，内心才稍微有些放松。

讲到这里，想起中学课本学过的"惊弓之鸟"的故事。大家再仔细地读一读，也许我们就会明白，为什么这一波COVID-19大流行有那么多人都倒下了？因为许多人，心里真的有恐惧和担心。在那段日子，我每天都在接触

COVID-19 患者，防护措施就是戴 N95 口罩，我想我对病毒做不到天衣无缝。但是我做到了防寒保暖对病毒没有恐惧。因此，我始终没有倒下。在 2023 年 2 月初，我做了血液新型冠状病毒 IgM 检测，抗体数据还是非常低，说明我确实没有被感染。我内心不害怕这个疾病，因为我们找到了解决问题的关键方法和思路。

惊弓之鸟，无箭自伤

战国末年，秦国日益强大，逐渐有了吞并六国的野心。有一段时间，赵、楚、燕、齐、韩、魏六国决定联合抗秦。一天，赵国使者魏加和楚国春申君一起商谈抗秦主将的人选。当魏加知道春申君准备让临武君担任主将时，只是摇头叹气不吭声。春申君知道他不同意，就问他原因，魏加说："我讲一个故事给您听，听完了，您就会明白的。"接着他就讲了起来。

"更羸与魏王处京台（人工筑起的高台）之下，仰见飞鸟。更羸谓魏王曰：臣为王引弓虚发而下鸟。魏王曰：然则射可至此乎？更羸曰：可。有间，雁从东方来，更羸以虚发而下之。魏王曰：然则射可至此乎？更羸曰：此孽（受伤的鸟）也。王曰：先生何以知之？对曰：其飞徐而鸣悲。飞徐者，故疮痛也，鸣悲者，久失群也，故疮未息而惊心未至也，闻弦音，引而高飞，故疮陨也。"

接着，魏加话锋一转说："临武君刚被秦军打败过，看到秦军就会害怕，如同受过伤的鸟一样，怎么能再让他担任主将呢？"春申君觉得魏加的话有理，就采纳了他的建议，没有让临武君当主将。（《战国策·楚策四》）

起居有常，顺应自然

规律的生活对健康非常重要，对人体的免疫力影响也非常大。人体的生命源于自然，自然的节律对人体的影响异常明显，人的生命状态与天地时时刻刻相互呼应。《素问·宝命全形论》曰："人以天地之气生，四时之法成。"春生夏长、秋收冬藏；日出而作、日落而息是人体的大致节律。规律的生活，能使人更容易适应环境，更健康的生活。《素问·上古天真论》曰："上古之人，其知道者，法于阴阳，和于术数，食饮有节，起居有常，不妄作劳，故能形与神俱，而尽终其天年，度百岁乃去。今时之人不然也，以酒为浆，以妄为常，醉以入房，以欲竭其精，以耗散其真，不知持满，不时御神，务快其心，逆于生乐，起居无节，故半百而衰也。"《素问·太阴阳明论》曰："食饮不节，起居不时者，阴受之。"《素问·生气通天论》曰："欲如运枢，起居如惊，神气乃浮。"意思是，人的起居要适应自然的变化规律，可以健康长久，可以延年益寿。人的起居要是没有规律，起居时常被惊扰，没有顺应自然的节律，人的神气就容易浮越，容易染病和过早的衰老。

中医的核心思想是天人合一。人是自然中的人，人的生存，依靠天地提供各种物质条件而获得生存，同时还要适应四时的气候变化规律，才能发育成长。正如《灵枢·本神》里所曰："故智者之养生也，必顺四时而适寒暑……如是则僻邪不至，长生久视。"起居有常，顺应四时寒暑，是人们做到天人合一、祛病强身、延年益寿的关键，也可以说是长寿的法宝。这一点，在《素问·四气调神大论》强调得更为突出："圣人春夏养阳，秋冬养阴，以从其根，故与万物沉浮于生长之门。逆其根，则伐其本，坏其真矣。故阴阳四时者，万物之终始也，死生之本也，逆之则灾害生，从之则苛疾不起，是谓得道。道者，圣人行之，愚者佩之。"强调五脏配四时，调畅精神情志，以使起居顺应四时自然变化，固本强身。

睡眠有规律，是保持起居有常的关键。现代丰富的生活，让更多的人在睡眠前，有太多想要做又放不下的事情，许多人在不知不觉中，凌晨以后才入睡，第二天醒来，已经是八九点钟以后了。晚睡晚起，是当前许多人健康最大的漏洞。好多人说，大夫我睡眠时间睡够了 8 小时甚至 10 小时，我就习惯了晚睡晚起，这个对健康应该没有太多的影响吧。客观上，从睡眠时间上说是睡够了，但是从睡眠的质量来讲，时间的选择也很重要。在临床上我们常用"播种"来说明时间选择的重要性。人们选择春天播种，植物会借助自然的力量，春生夏长，秋收冬藏。但是当我们选择了冬季播种，虽然种子在土壤中埋藏了很长时间，但是种子不会发芽。所以，选择睡眠时间非常重要。我们日常说"早睡早起精神好"是有道理的。人的生命力，与大自然息息相关。睡眠与自然的节律相合非常重要，在什么时间睡觉、在什么时间起床与是否健康高度相关。总的来讲，睡眠在晚上9—11时，起床在早晨5—7时为宜。冬天可以早睡晚起，多睡一会儿；夏天可以晚睡早起，少睡一会儿。整体按照自然的节律来安排我们的生活起居，这样我们的生命节律就跟自然合在一起，更有利于我们的健康。

户外活动，固密皮肤

　　唐代的药王孙思邈，在《千金方》小儿的养生调护中，讲"凡小儿始生，肌肤未成，不可暖衣，暖衣则令筋骨缓弱，宜时见风日，若不见风日，则令肌肤脆软，便宜中伤，皆当以故絮衣之，勿用新绵也。天和暖无风之时，令母将儿于日中嬉戏，数令见风日，则血凝气刚，肌肉牢密，堪耐风寒，不致疾病。若常藏在帏帐中，重衣温暖，譬犹阴地之草，不见风日，软脆不堪当风寒也"。意思是婴幼儿肌肤稚嫩，如果长期居家，不见外面的风和太阳，皮肤就会脆弱而疏松。父母应该在天气温和的时候，带着婴幼儿接受外面风吹日晒的洗礼，时间长了，就会让皮肤变得致密而坚固，身体有防御风寒的能力。

　　同样的道理，成年人长期居家，户外活动

少，家里温暖，也会让人们皮肤疏松，不耐外界的风寒侵袭。近日在临床中，我们遇到过一个30多岁的年轻人，身体看着还非常棒，他讲在防控的3个月中，一直居家办公。由于日常活动减少，也缺乏体育锻炼，饭量少了，生活也不规律了，一出门就觉得身体特别虚弱。年轻人如此，许多老年人更是这样。好多老年人，有的半年甚至更长的时间居家，一旦出门，就会发现身体特别虚弱，少气无力。

户外活动不可以少，临床中我还看到一对70多岁的老夫妻，身体看起来并不是很强壮，但是他们平稳地度过了COVID-19暴发期，始终没有感染。他们还有些担心，自己没有发热的症状，是不是自己的免疫力出了问题。我明确告诉他们，没有发热及病毒感染的症状，说明他们采取的措施有效，免疫力没有漏洞。我让他们分享自己防疫的经验，他们讲没有特殊的地方，就是每天上午 10 点以后，会坚持适当地户外活动，即便是在疫情很严重的时候，每天都会安排时间户外活动。我讲他们能成功防疫的关键，第一，客观认识疾病，内心没有害怕。第二，坚持户外活动，使身体的皮肤致密，外邪不容易穿透。我还讲新型冠状病毒感染最严重时，身体都没有发病，现在都过了高峰期，注意科学防护，身体应该会更加适应。他们两人听后，自觉有道理，心情也放松了不少。在临床还遇到母子两人，孩子读高中在家上网课，他们也是每天坚持在固定的时间户外活动，而不是全天都待在家里。他们也平稳地度过了 COVID-19 暴发期，始终没有感染。

客观上，长期没有户外活动的人，居住在温暖的房间里，皮肤常常会变得疏松，而且汗孔也是常常打开的，自身卫气的防护能力就很弱。在开窗透气，或者是外出倒垃圾、取快递的时候，一旦感受外界的风寒之气，病毒就会乘虚而入。毕竟，我们的环境，做不到真空，病毒或者是细菌无处不在。但是长期有户外活动的人，皮肤常常是致密而坚固的，卫气功能正常而且没有漏洞，病毒和细菌，也只能徘徊在外面的空气中，对我们无可奈何。可以这么说，做好自身的皮肤管理，做好防寒保暖和穿防护服、隔离衣一样重要。让自己的皮肤更坚固致密，是我们每个冬天的重要任务。

总之，我们面临外感病后的个体防护，有几点建议可以供大家参考。其一，顺应自然，防寒保暖，避风如避箭；其二，清淡饮食，恰当营养，痰少气道畅；其三，情绪稳定，心地清净，神清正气足；其四，无所畏惧，精神内守，邪气难干扰；其五，起居有常，户外活动，科学防护好。

　　大家做好防寒保暖，吃暖食、穿暖衣，保持好心态，规律地生活，做好科学的锻炼和防护，及时诊治身体的不舒服，早期正确用药，就会远离疾病困扰，健康就会不期而至。

幸福中医文库系列		
书　名	作　者	定　价
用药秘传	王幸福	58.00
医方悬解	王幸福	58.00
医境探秘	张　博	49.00
医案春秋	张　博	58.00
医海一舟	巩和平	45.00
临证实录：侍诊三年，胜读万卷书	张　光	49.00

书　名	作　者	定　价
医灯续传	王幸福	45.00
杏林薪传	王幸福	35.00
杏林求真	王幸福	35.00
用药传奇	王幸福	35.00
临证传奇1——中医消化病实战巡讲录	王幸福	35.00
临证传奇2——留香阁医案集	王幸福	35.00
临证传奇3——留香阁医话集	王幸福	35.00

出版社官方微店